U0219763

Unified Protocol for Transdiagnostic
Treatment of Emotional Disorders in Children: Workbook

儿童情绪障碍
跨诊断治疗的统一方案
自助手册

吉尔·埃伦赖希-梅 (Jill Ehrenreich-May)
萨拉·M. 肯尼迪 (Sarah M. Kennedy)
［美］ 杰米·A. 舍曼 (Jamie A. Sherman)　　著
埃米莉·L. 比莱克 (Emily L. Bilek)
戴维·H. 巴洛 (David H. Barlow)

王建平　李荔波　朱雅雯　李　铄 等　译

中国轻工业出版社

图书在版编目（CIP）数据

儿童情绪障碍跨诊断治疗的统一方案：自助手册／
（美）吉尔·埃伦赖希-梅（Jill Ehrenreich-May）等著；
王建平等译. —北京：中国轻工业出版社，2022.9（2023.11
重印）

ISBN 978-7-5184-3973-7

Ⅰ. ①儿⋯　Ⅱ. ①吉⋯ ②王⋯　Ⅲ. ①小儿疾病－
精神障碍－诊疗　Ⅳ. ①R749.94

中国版本图书馆CIP数据核字（2022）第068364号

版权声明

责任编辑：孙蔚雯

策划编辑：孙蔚雯　　　　　　责任终审：张乃柬

责任校对：刘志颖　　　　　　责任监印：吴维斌

出版发行：中国轻工业出版社（北京东长安街6号，邮编：100740）

印　　刷：三河市鑫金马印装有限公司

经　　销：各地新华书店

版　　次：2023年11月第1版第2次印刷

开　　本：850×1092　1/16　印张：15

字　　数：110千字

书　　号：ISBN 978-7-5184-3973-7　　定价：62.00元

读者热线：010-65181109，65262933

发行电话：010-85119832　传真：010-85113293

网　　址：http://www.chlip.com.cn　http://www.wqedu.com

电子信箱：1012305542@qq.com

如发现图书残缺请拨打读者热线联系调换

231903Y2C102ZYW

Unified Protocol for Transdiagnostic
Treatment of Emotional Disorders in Children: Workbook

儿童情绪障碍
跨诊断治疗的统一方案
自 助 手 册

吉尔·埃伦赖希-梅（Jill Ehrenreich-May）

萨拉·M. 肯尼迪（Sarah M. Kennedy）

［美］ 杰米·A. 舍曼（Jamie A. Sherman） 著

埃米莉·L. 比莱克（Emily L. Bilek）

戴维·H. 巴洛（David H. Barlow）

丁宇宁　王建平　王　瑾　王　薇　申新兰

　　　　　　　　　　　　　　　　　　　　　　译

朱雅雯　李荔波　李　铄　黄　慧　梁芃伟

（按笔画排序）

中国轻工业出版社

译者序

自《情绪障碍跨诊断治疗的统一方案——治疗师指南》（*Unified Protocol for Transdiagnostic Treatment of Emotional Disorders: Therapist Guide*）和《情绪障碍跨诊断治疗的统一方案——自助手册》（*Unified Protocol for Transdiagnostic Treatment of Emotional Disorders: Workbook*）中文版的翻译出版已经过去 8 年了。这套书已经成为我国认知行为治疗师学习的必读书籍，对我国认知行为治疗的发展起了重要的推动作用。这些年来，经过不断研究，该疗法也有了很大的发展：效果证据不断累积；干预方式得到改进；适用人群得到拓宽。统一方案[1]已经在认知行为治疗的大伞下站稳了脚跟，是认知行为治疗大家族中非常重要的一分子。对不同情绪障碍进行统一治疗的方式以及结构化的特点使其操作性强、效率高，因此受到了从业者的欢迎。

如今这套儿童和青少年版的情绪障碍跨诊断治疗的统一方案是统一方案最新研究和实践成果的体现，其中包括《儿童和青少年情绪障碍跨诊断治疗的统一方案——治疗师指南》（*Unified Protocols for Transdiagnostic Treatment of Emotional Disorders in Children and Adolescents: Therapist Guide*）、《儿童情绪障碍跨诊断治疗的统一方案——自助手册》（*Unified Protocol for Transdiagnostic Treatment of Emotional Disorders in Children: Workbook*）和《青少年情绪障碍跨诊断治疗的统一方案——自助手册》（*Unified*

---

[1] 情绪障碍跨诊断治疗的统一方案的简称。相应地，儿童和青少年情绪障碍跨诊断治疗的统一方案简称为儿童统一方案、青少年统一方案或儿童和青少年统一方案。——译者注

Protocol for Transdiagnostic Treatment of Emotional Disorders in Adolescents: Workbook）。对儿童和青少年的心理治疗一直是业界关注的焦点，这套书籍的出版将使认知行为治疗师有机会学习一种与儿童和青少年工作的新思路，并可以按照这套书的结构进行灵活应用。我很高兴，也很荣幸为大家推荐这套书籍。

儿童和青少年统一方案包括如下特点。

1. 实用性强，对儿童和青少年的父母的指导和帮助尤其细致。这套书详细介绍了治疗理念和技术、整体治疗结构和步骤，并附有相应的表格和系统的练习指导。读者按照书中的内容和步骤即可开展治疗。书中还有专门给儿童和青少年及其父母的心理教育材料及各种工作表，可以直接用于治疗。

2. 专门针对有情绪障碍的儿童和青少年，包括各类焦虑和抑郁障碍，比如伴随或不伴随场所恐惧的惊恐障碍、社交焦虑、广泛性焦虑障碍、创伤后应激障碍、强迫障碍和重性抑郁障碍。统一方案也适用于与情绪障碍密切相关的疾病，如疑病症以及其他由过多关注健康而引发的焦虑问题和解离体验（现实感缺失）。

3. 体现儿童和青少年的发展特点。比如依据儿童和青少年的认知水平、情绪觉察能力和动机水平进行针对性干预。使用符合儿童和青少年发展水平的语言和材料，引入父母总结表和父母模块，将对儿童和青少年的治疗效果最大化。

4. 内容和形式可灵活调整。在内容上，模块化的结构让治疗师可以根据实际需要只选择其中某一个或某几个模块；还可以根据来访者的个人情况随时调整治疗进度的快慢。在形式上，青少年统一方案以个体治疗为基础开发而成，但可以经过改编而适用于团体治疗情境。儿童统一方案则以团体形式开发而成，但未来也有运用在个体咨询上的可能性，不过需要更多的研究。

《儿童和青少年情绪障碍跨诊断治疗的统一方案——治疗师指南》共有23章：第1—9章为青少年统一方案，第10—22章为儿童统一方案，第23章为统一方案的"变式与改编"。《儿童情绪障碍跨诊断治疗的统一方案——自助手册》共17章,《青少年情绪障碍跨诊断治疗的统一方案——自助手册》共8章。三本书的翻译全部由我和我的硕士生和博士生完成。我们专门成立了翻译的项目协作组,译者在翻译的过程中可以将疑问及时上报,项目组有专人进行确认和校对,然后反馈给译者。在这个过程中,我们充分利用了移动互联网的便捷性,当一个术语的译法被确定后,所有译者可以通过共享马上知晓,以此保证了全书术语的统一。遇到一些难以确定的词语,我们会进行更大范围的讨论和更仔细的斟酌。在翻译本书时,一个很大的挑战是语言表达的本土化。原书采用了一些缩写,如CLUES[1]技术,西方来访者很容易理解这个单词是"线索"的意思,提示来访者要像侦探一样寻找线索,从而记住每个字母对应的技术。但如果进行直译,并不能帮助中国的来访者记住对应的技术。因此,我们采用了谐音法,根据CLUES技术中的关键词,将其翻译为"感想真轻松"技术。

每个译者都为本书的翻译定稿付出

了很多心血。我的博士生李荔波(宁波大学科学技术学院)和我一起制订了这套书的翻译计划,监督翻译进程,确定关键译法,进行多轮校对统稿。

在本书的翻译中,目前正在个人执业的硕士毕业生李铄负责初步统稿和翻译质量把控。各章具体的翻译执笔分工如下:导言和第1章,李铄;第2章、第3章和第4章,梁芃伟;第5章、第6章和第7章,申新兰;第8章、第9章、第10章、第11章和第12章,王薇;第13章和第17章,丁宇宁;第14章和第15章,王瑾;第16章,黄慧。

在翻译两本自助手册时,西北师范大学的朱雅雯副教授也参与了翻译进程监督和多次统稿的工作。为了使治疗师指南和两本自助手册的术语保持一致,确保翻译可靠、可读,在初稿完成后,我们又一起做了大量的校对、统稿工作。在此,我对译者们负责的态度和辛勤的工作表达深深的谢意。

特别感谢本书作者吉尔·埃伦赖希-梅(Jill Ehrenreich-May)博士和戴维·H.

---

[1] CLUES是consider how I feel(观察我的感受)、look at my thoughts(看看我的想法)、use detective thinking & problem solving(使用侦探思维和问题解决)、experience my emotions(体验我的情绪)、stay healthy and happy(保持放松快乐)的缩写。——译者注

巴洛（David H. Barlow）博士为中文版专门作序。巴洛博士是统一方案的创始人，目前已经退休，但仍然在思考如何进一步发展统一方案以帮助更多的来访者。埃伦赖希－梅博士在儿童和青少年群体中对统一方案的实践和探索为全世界患有情绪障碍的儿童和青少年带来了更多的希望。

最后还要感谢"万千心理"和孙蔚雯编辑为本书的出版所做的努力。

尽管我们尽力做到最好，但由于能力和水平有限，译作中难免有不当之处，敬请各位专家和读者批评指正。另外，由于文化不同，本书在我国进行实践运用时，会遇到一些问题，需要使用者根据具体情况进行调整。希望您能将对本书的意见和使用心得反馈给我们，我的邮箱是：wjphh@bnu.edu.cn。在此，先向您致以真诚的感谢！

王建平

2021 年 12 月

中文版序

流行病学研究表明，心境障碍、焦虑障碍以及相关的情绪障碍是世界上最普遍的心理健康问题（Barlow, Durand, & Hofmann, 2018; Kessler, Berglund, Demler, Jin, & Walters, 2005; Kessler, Chiu, Demler, & Walters, 2005）。为了治疗这些常见的、花费巨大的、使人衰弱的疾病，心理干预研究主要集中在循证疗法的有效性上，包括认知行为治疗和其他短程干预，如人际心理治疗（interpersonal psychotherapy, IPT）。第五版《精神障碍诊断与统计手册》（*The Diagnostic and Statistical Manual of Mental Disorders*, DSM; American Psychiatric Association, 2013）和第十一版《国际疾病分类》（*International Classification of Diseases*, ICD; World Health Organization, 2019）定义了心理障碍的概念和类别。在此基础上，许多具有针对性的治疗手册被开发出

来，以应对不同的焦虑、抑郁和其他相关症状。因此，对于每一种障碍，治疗师通常都要用到与之对应的治疗师指南、自助手册和治疗方案。这不仅花费了大量的精力和金钱，而且导致对治疗师的很大一部分训练集中在熟悉每种治疗方案上。此外，治疗手册操作起来比较复杂是对于向更多临床工作者推广造成阻碍的一个原因（e.g. Barlow, Levitt, & Bufka, 1999; McHugh & Barlow, 2012）。在临床上，青少年出现共病以及面对多个环境压力源已成为一种常态，而不是例外（Beesdo et al., 2009; Costello et al., 2003; Ghandour et al., 2019; Lavigne et al., 2015），高达75%的青少年存在共病（Storch et al., 2016）。在为青少年匹配循证疗法时，横向共病（例如，同时患有一种以上的疾病）和与发育顺序相关的纵向共病（例如，按照可预测的发展顺序，在

出现一种疾病之前存在另一种疾病）也可能是需要考虑的相关因素（Hankin et al.，2016）。除非这些疗法对使用者来说更加友好，具有成本效益并适用于临床环境中青少年的典型表现，否则大多数临床工作者不太可能充分理解或接触到这些循证技术。

心境障碍和焦虑障碍治疗的最新进展之一是，一种原本适用于某一种障碍的干预方法被开发为适用于整个障碍类别（如情绪障碍）的方法。其中一种"跨诊断"治疗，即情绪障碍跨诊断治疗的统一方案（Unified Protocol for Transdiagnostic Treatment of Emotional Disorders，简称 UP；Barlow, Farchione et al.，2018；Barlow, Sauer-Zavala, et al.，2018；Barlow, Farchione et al.，2013），是基于认知和情绪科学发展成果研发的（e.g.，Barlow，2002；Bouton, Mineka, & Barlow，2001；Gross，2014；Hofmann, Ellard, & Siegle，2012）。该方案还为儿童和青少年进行了调整和修改，由此形成了儿童和青少年情绪障碍跨诊断治疗的统一方案（Ehrenreich-May et al.，2018）。该方案是基于多个研究领域的实证证据制定的。这些证据表明，情绪障碍（如焦虑障碍、心境障碍和其他相关障碍）可能具有共同的潜在维度，而且它们比现有的诊断标准更重要（Bullis, Boettcher, Sauer-Zavala, Farchione, & Barlow，2019）。这些共同的维度体现为情绪障碍的高度共病。尽管所采用的疗法仅针对一种障碍进行治疗，共病也会得到改善。而且，焦虑障碍和抑郁障碍患者存在相似的大脑结构和功能异常（Etkin & Wager，2007；Holmes et al.，2012；Marchette & Weisz，2017）。

其他的研究结果支持存在一种更高等级的气质因素，通常被称为神经质（neuroticism），它可能在所有的情绪障碍中都存在。神经质的特征是频繁地经历强烈的情感或情绪，并伴有强烈的生理感觉和认知，它们被认为是不可忍受的，而且在功能上与情感体验有紧密的关联（Barlow, Sauer-Zavala, Carl, Bullis, & Ellard，2014）。高度神经质的儿童、青少年和成人常常出现更强烈的负性情感（Tonarely et al.，2020；Sauer-Zavala & Barlow，2021），因此他们会比其他人更频繁地体验到强烈的情绪，如害怕、焦虑、伤心和 / 或愤怒。在对这些强烈的情绪做出反应时，高度神经质的人会变得痛苦、焦虑和不安。虽然孩子不一定能表达出这种痛苦，但他的行为或表情可能表明，这样的情绪体验对他来说是非常难以忍受的。为了减轻这种痛苦，个体通常会抑制行动、回避、逃离、分散注意力，或以其他方式控制这些不舒服的感觉。随着时间的推移，这些行为会被负强化，因为当个体回避或逃离强烈的情绪以及引发它们的情境时，这些不舒服的感觉就会消失。高度神经质的儿童或青少年可能在其所处环境的不同诱发因素下和不同情绪状态下表现出这种行为模式，导致他们有可能患上各种情绪障碍中的任何一种。因此，统一方案的重点是治疗神经质本身。除了治疗青少年的神经质外，青少年统一方案和儿童统一方案还指导家长在面对孩子的苦恼时，觉察自己的情绪性行为，并强化孩子有益而非回避的行为。

青少年统一方案是与成人统一方案一起开发的，早于儿童统一方案。青少年统一方案聚焦在与成人统一方案类似的核心原则上，但以一种对青少年友好的形式使用这些原则。虽然没有明确的实证指南告诉我们，对于年龄较大的青少年和刚进入成年期的年轻人，到底该使用青少年统一方案还是成人统一方案，但是治疗师

在决定使用哪种干预方案时，应该考虑患者的认知水平、发展水平、生活状况（例如，患者是否与父母或其他照料者住在一起），以及父母的养育方式对患者症状的影响程度。开放试验、多基线和随机对照试验的研究均表明，青少年统一方案对改善焦虑和抑郁症状是有效的（Ehrenreich-May et al.，2017；Ehrenreich，Goldstein，Wright，& Barlow，2009；Trosper，Buzzella，Bennett，& Ehrenreich，2009）。青少年统一方案最初使用多基线设计进行验证，纳入了3名主要是焦虑障碍或抑郁障碍的青少年（12—17岁）。这些青少年在接受治疗后，情绪障碍症状显著减少，且疗效在6个月后随访时仍然保持（Ehrenreich et al.，2009）。这些发现初步证明了青少年统一方案对改善情绪障碍症状的有效性（Ehrenreich et al.，2009）。在一项与等待组比较的随机对照试验中，51名主要患有焦虑或抑郁障碍的青少年（12—17岁）被随机分配到青少年统一方案组或等待控制组。与等待控制组相比，接受青少年统一方案干预的青少年在第8周时和完成治疗后，症状的严重程度显著更低，且整体改善显著更大（Ehrenreich-May et al.，2017）。在这

项试验中，青少年和家长评定的结果也有改善，不过其程度低于临床工作者评定的结果（Ehrenreich-May et al.，2017）。埃伦赖希－梅等人（Ehrenreich-May et al.，2017）也评估了治疗期间和治疗后的变化率，发现青少年统一方案组的患者在治疗期间和治疗后的效果指标均有显著改善，尽管治疗后的改善速度低于治疗期间的。与这些发现相似，奎茵、巴洛和埃伦赖希－梅（Queen, Barlow, & Ehrenreich-May，2014）也发现，在开放试验和随机对照试验中纳入的青少年，都在治疗后出现了焦虑和抑郁症状持续改善的模式。

先前的研究发现，儿童统一方案对改善7—12岁儿童的焦虑和抑郁症状是有效的。儿童统一方案最初是作为青少年焦虑和抑郁的跨诊断团体预防项目（transdiagnostic group prevention program）而研发的（Ehrenreich-May & Bilek，2011）。这个项目最初在一个趣味夏令营的背景下探究了情绪侦探预防项目（Emotion Detectives Prevention Program，EDPP）的效用。情绪侦探预防项目由15次会谈构成，是对统一方案的深入拓展，也是统一方案的预防工作框架。该预防项目从现有的趣味运动营招募了40名儿童（7—

10岁）。完成该项目的参与者报告焦虑症状显著减少了，参与者的满意度在中等到很高之间（Ehrenreich-May & Bilek，2011）。情绪侦探预防项目随后被改编为适用于情绪障碍儿童的团体干预方案，以专门贴合临床群体，并且让家长最大程度地参与其中，这在情绪侦探预防项目中是比较少见的（Ehrenreich-May & Bilek，2012）。一项对儿童统一方案的初步开放试验纳入了22名主要被诊断为焦虑障碍的7—12岁儿童（共病或者不共病抑郁症状／障碍），他们完成了儿童统一方案的15次治疗。研究者发现，从治疗前到治疗后，治疗师评定患儿的焦虑和抑郁症状有显著改善，而且效应值很大（Ehrenreich-May & Bilek，2012）。肯尼迪、比莱克和埃伦赖希－梅（Kennedy, Bilek, & Ehrenreich-May，2019）对47名患有各种情绪障碍（包括焦虑障碍、抑郁障碍和强迫相关障碍）的儿童进行了儿童统一方案的随机对照试点试验。这些儿童被随机分配，要么接受儿童统一方案治疗，要么接受以焦虑为中心的团体认知行为干预［酷孩子项目（Cool Kids）；Lyneham, Abbott, Wignall, & Rapee，2003］。这些儿童在治疗开始前、治疗

8周后（治疗中期）和治疗16周后（治疗后）接受了评估。两组儿童在儿童自评和父母评定的焦虑症状上都有显著减少；然而，接受儿童统一方案治疗的儿童在父母评定的儿童抑郁症状方面呈现了更线性的改善轨迹，在父母评定的儿童悲伤失调和认知重评方面，从治疗前到治疗后也有更大的改善（Kennedy et al., 2019）。这些研究结果表明，儿童统一方案在缓解焦虑症状方面的疗效与已成熟的针对焦虑的团体治疗的疗效一样，而且儿童统一方案在解决抑郁症状和情绪调节方面具有额外的益处，这优于针对焦虑的治疗。肯尼迪等人（Kennedy, Tonarely, Sherman, & Ehrenreich-May, 2018）在验证儿童统一方案是否可以治疗一系列情绪障碍时发现，社交焦虑障碍诊断是儿童统一方案治疗效果欠佳的唯一显著预测因素，这与其他许多认知行为疗法（Cognitive-Behavioral Therapy，CBT）手册的情况一致。这一发现指明了儿童统一方案潜在的修订方向，即对于存在社交焦虑的患者，要在治疗早期处理社交焦虑，包括在治疗早期更多地聚焦在暴露上，将社交技能工作整合到干预中，创造更多的同伴暴露的机会，以及考虑延长治疗过程等。在

美国和澳大利亚，正在进行或最近完成的研究评估了青少年统一方案在社区精神健康诊所的有效性。在西班牙，一项将青少年统一方案改编成通用的、基于课堂的预防干预方案正在进行干预组和等待组的随机对照研究（García-Escalera et al., 2017；Jensen-Doss et al., 2018）。

儿童统一方案和青少年统一方案包括了基于循证的治疗策略，有助于帮助儿童和青少年来访者更好地生活。治疗师指南的内容涵盖了如何让父母参与治疗和如何指导家长，从而使这些治疗技术被青少年长期吸收。这种治疗是独特的，因为它采取了一种跨诊断的方法来治疗情绪障碍。青少年统一方案或儿童统一方案可能针对的一些障碍包括但不限于焦虑障碍（例如，广泛性焦虑障碍、社交焦虑障碍、分离焦虑障碍、特定恐惧症、惊恐障碍、疾病焦虑障碍和场所恐惧症）和抑郁障碍（例如，持续性抑郁障碍和重性抑郁障碍）。这种治疗方法也足够灵活，适用于一些创伤和应激相关障碍（包括适应障碍）、躯体症状障碍、抽动障碍和强迫障碍。事实上，在这些治疗中，循证干预技术的跨诊断表征可能对出现一系列其他问题类型的儿童和青少年特别有用，而治疗

神经质对这些问题类型可能也有帮助〔见埃伦赖希－梅和肯尼迪（Ehrenreich-May & Kennedy，2021）关于儿童统一方案和青少年统一方案改编的综述〕。研发这种跨诊断疗法的重要前提是，在与儿童和青少年患者工作时，选择循证疗法更容易，因为儿童和青少年患者通常会出现一系列情绪和行为问题，而不是 DSM 分类系统中的单一障碍。那些掌握了统一方案核心的跨诊断要素的治疗师的经验告诉我们，要应对多种不同的问题，学会这些就足够了。

王建平博士在 2006—2007 年是美国焦虑及其相关障碍中心（Center for Anxiety and Related Disorder，CARD）的访问教授，她曾和统一方案的研发者戴维·H. 巴洛博士以及儿童和青少年统一方案的研发者吉尔·埃伦赖希－梅博士一起工作。尤其值得一提的是，在与巴洛博士一起工作时，王建平博士系统地掌握了统一方案。她将所学到的知识带回了中国大陆，并推广了这种疗法。此外，她还与一群专业人士一起进行认知行为治疗的培训和书籍翻译。2008 年以来，王教授的团队已经翻译了《变态心理学》《焦虑障碍与治疗》以及牛津大学出版社"有效的疗法"系列丛书，共计 17 本（包括成人版的《情绪障碍跨诊断治疗的统一方案——治疗师指南》和《情绪障碍跨诊断治疗的统一方案——自助手册》）。我们希望中国其他的临床工作者也能感受儿童和青少年统一方案带来的效果，希望本套书中叙述的许多不同的应用能为临床工作者的日常实践提供有用的范例。

吉尔·埃伦赖希－梅（Jill Ehrenreich-May）**博士**
美国佛罗里达州迈阿密大学
戴维·H. 巴洛（David H. Barlow）**博士**
美国马萨诸塞州波士顿大学
2021 年 10 月

参考文献

American Psychiatric Association. (2013). *Diagnostic and statistical manual of mental disorders* (5th ed.).

Barlow, D. H. (2002). *Anxiety and its disorders: The nature and treatment of anxiety and panic* (2nd ed.). New York: Guilford Press.

Barlow, D. H., Durand, V. M., & Hofmann, S. G. (2018). *Abnormal psychology: An integrative approach* (8th ed.). Belmont, CA: Wadsworth, Cengage Learning.

Barlow, D. H., Farchione, T. J., Bullis, J. R., Gallagher, M. W., Murray-Latin, H., Sauer-Zavala, S..., & Cassiello-Robbins, C. (2017). The unified protocol for transdiagnostic treatment of emotional disorders compared with diagnosis-specific protocols for anxiety disorder: A randomized clinical trial. *JAMA Psychiatry, 74*, 878–884.

Barlow, D. H., Farchione, T. J., Ellard, K. K., & Allen, L. B.(2013). 情绪障碍跨诊断治疗的统一方案：治疗师指南（王辰怡，尉玮，闫煜蕾，谢秋媛译）. 北京：中国轻工业出版社.

Barlow, D. H., Farchione, T. J., Sauer-Zavala, S., Latin, H., Ellard, K. K., Bullis, J. R.... & Cassiello-Robins, C. (2018). *Unified Protocol for Transdiagnostic Treatment of Emotional Disorders: Therapist guide.* (2nd ed.). New York, NY: Oxford University Press.

Barlow, D. H., Levitt, J. T., & Bufka, L. F. (1999). The dissemination of empirically supported treatments: A view to the future. *Behaviour Research and Therapy, 37*, S147–S162.

Barlow, D.H., Sauer-Zavala, S., Carl, J.R., Bullis, J.R., & Ellard, K.K. (2014). The nature, diagnosis, and treatment of neuroticism: Back to the future. *Clinical Psychological Science, 2*(3), 344–365.

Barlow, D. H., Sauer-Zavala, S., Farchione, T. J., Latin, H., Ellard, K. K., Bullis, J. R.... & Cassiello-Robins, C. (2018). *Unified Protocol for Transdiagnostic Treatment of Emotional Disorders: Patient workbook.* (2nd ed.). New York, NY: Oxford University Press.

Beesdo, K., Knappe, S., & Pine, D. S. (2009). Anxiety and anxiety disorders in children and adolescents: developmental issues and implications for DSM-V. *The Psychiatric clinics of North America, 32*(3), 483–524.

Bilek, E. L., & Ehrenreich-May, J. (2012). An open trial investigation of a transdiagnostic group treatment for children with anxiety and depressive symptoms. *Behavior Therapy, 43*(4), 887–897.

Bouton, M. E., Mineka, S., & Barlow, D. H. (2001). A modern learning-theory perspective on the etiology of panic disorder. *Psychological Review, 108*, 4–32.

Bullis, J., Boettcher, H., Sauer-Zavala, S., Farchione, T. J., & Barlow, D. H. (2019). What is an emotional disorder?: A transdiagnostic mechanistic definition with implications for assessment, treatment, and prevention. *Clinical Psychology Science and Practice.*

Costello, E. J., Compton, S. N., Keeler, G., & Angold, A. (2003). Relationships Between Poverty and Psychopathology: A Natural Experiment. *JAMA: Journal of the American Medical Association, 290*(15), 2023–2029.

Ehrenreich-May, Jill & Bilek, Emily. (2011). Universal Prevention of Anxiety and Depression in a Recreational Camp Setting: An Initial Open Trial. *Child & youth care forum. 40.* 435–455.

Ehrenreich, J. T., Goldstein, C. M., Wright, L. R., & Barlow, D. H. (2009). Development of a Unified Protocol for the Treatment of Emotional Disorders in Youth. *Child & family behavior therapy, 31*(1), 20–37.

Ehrenreich-May, J., & Kennedy, M. S. (2021). *Applications of the unified protocols for transdiagnostic treatment of emotional disorders in children and adolescents.* Oxford University Press.

Ehrenreich, J. T., Queen, A. H., Bilek, E. L., Remmes, C. S., & Marciel, K. K. (2013). Unified protocols of the treatment of emotional disorders in children and adolescents. In J. Ehrenreich-May, & B. C. Chu (Eds.), *Transdiagnostic treatments for children and adolescents: Principles and practice* (pp. 267–292). New York: Guilford Publications.

Ehrenreich-May, J., Rosenfield, D., Queen, A.H.,

Kennedy, S.M., Remmes, C.S., & Barlow, D.H. (2017). An initial waitlist-controlled trial of the unified protocol for the treatment of emotional disorders in adolescents. *Journal of anxiety disorders, 46,* 46–55.

Erickson, D. H. (2003). Group cognitive behavioural therapy for heterogeneous anxiety disorders. *CognitiveBehaviour Therapy, 32,* 179–186.

Erickson, D. H., Janeck, A., Tallman, K. (2007). Group cognitive-behavioral group for patients with various anxiety disorders. *Psychiatric Services, 58,* 1205–1211.

Etkin, A., & Wager, T. D. (2007). Functional neuroimaging of anxiety: a meta-analysis of emotional processing in PTSD, social anxiety disorder, and specific phobia. *American Journal of Psychiatry, 164,* 1476–1488.

García-Escalera, J., Valiente, R. M., Chorot, P., Ehrenreich-May, J., Kennedy, S. M., & Sandín, B. (2017). The Spanish Version of the Unified Protocol for Transdiagnostic Treatment of Emotional Disorders in Adolescents (UP-A) Adapted as a School-Based Anxiety and Depression Prevention Program: Study Protocol for a Cluster Randomized Controlled Trial. *JMIR research protocols, 6*(8), e149.

Garcia, M. S. (2004). Effectiveness of cognitive behavioural group therapy in patients with anxiety disorders. *Psychology in Spain, 8,* 89–97.

Ghandour, R. M., Sherman, L. J., Vladutiu, C. J., Ali, M. M., Lynch, S. E., Bitsko, R. H., & Blumberg, S. J. (2019). Prevalence and Treatment of

Depression, Anxiety, and Conduct Problems in US Children. *The Journal of pediatrics, 206,* 256–267.e3.

Gross, J. J. (2014). Emotion regulation: Conceptual and empirical foundations. In J. J. Gross (Ed.), *Handbook of emotion regulation* (pp. 3–20). New York, NY, US: Guilford Press.

Hankin, B. L., Snyder, H. R., Gulley, L. D., Schweizer, T. H., Bijttebier, P., Nelis, S., Toh, G., & Vasey, M. W. (2016). Understanding comorbidity among internalizing problems: Integrating latent structural models of psychopathology and risk mechanisms. *Development and psychopathology, 28*(4pt1), 987–1012.

Hofmann, S. G., Ellard, K. K., & Siegle, G. J. (2012). Neurobiological correlates of cognitions in fear and anxiety: A cognitive-neurobiological information processing model. *Cognition and Emotion, 26,* 282–299.

Holmes, A. J, Lee, P. H., Hollinshead, M. O., Bakst, L., Roffman, J. L., Smoller, J. W., & Buckner R. L. (2012). Individual differences in amygdala-medial prefontal anatomy link negative affect, impaired social functioning, and polygenic depression risk. *Journal of Neuroscience, 32,* 18087–18100.

Ito, M., Horikoshi, M., Kato, N., Oe, Y., Fujisato, H., Nakajima, S.... & Ono, Y. (2016). Transdiagnostic and transcultural: Pilot study of Unified Protocol for depressive and anxiety disorders in Japan. *Behavior Therapy, 47* (3), 416–430.

Jensen-Doss, A., Ehrenreich-May, J., Nanda, M. M., Maxwell, C. A., LoCurto, J., Shaw, A. M., Souer, H., Rosenfield, D., & Ginsburg, G. S. (2018). Community Study of Outcome Monitoring for Emotional Disorders in Teens (COMET): A comparative effectiveness trial of a transdiagnostic treatment and a measurement feedback system. *Contemporary clinical trials, 74,* 18–24.

Jensen-Doss, A., Haimes, E., Smith, A. M., Lyon, A. R., Lewis, C. C., Stanick, C. F., & Hawley, K. M. (2018). Monitoring Treatment Progress and Providing Feedback is Viewed Favorably but Rarely Used in Practice. *Administration and policy in mental health, 45*(1), 48–61.

Kennedy, S. M., Bilek, E. L., & Ehrenreich-May, J. (2019). A Randomized Controlled Pilot Trial of the Unified Protocol for Transdiagnostic Treatment of Emotional Disorders in Children. *Behavior modification, 43*(3), 330–360.

Kennedy, S. M., Tonarely, N. A., Sherman, J. A., & Ehrenreich-May, J. (2018). Predictors of treatment outcome for the unified protocol for transdiagnostic treatment of emotional disorders in children (UP-C). *Journal of anxiety disorders, 57,* 66–75.

Kessler, R. C., Berglund, P., Demler, O., Jin, R., & Walters, E. (2005). Lifetime prevalence and age-of-onset distributions of DSM-IV disorders in the National Comorbidity Survey Replication. *Archives of General Psychiatry, 62,* 593–602.

Kessler, R. C., Chiu, W. T., Demler, O., & Walters, E. (2005). Prevalence, severity, and comorbidity of 12-month DSM-IV disorders in the National Comorbidity Survey Replication. *Archives of General Psychiatry, 62*, 617–627.

Lavigne, J. V., Hopkins, J., Gouze, K. R., & Bryant, F. B. (2015). Bidirectional influences of anxiety and depression in young children. *Journal of abnormal child psychology, 43*(1), 163–176.

Marchette, L. K., & Weisz, J. R. (2017). Practitioner Review: Empirical evolution of youth psychotherapy toward transdiagnostic approaches. *Journal of child psychology and psychiatry, and allied disciplines, 58*(9), 970–984.

McEvoy, P. M., & Nathan, P. (2007). Effectiveness of cognitive behavior therapy for diagnostically heterogeneous groups: A benchmarking study. *Journal of Consulting and Clinical Psychology, 75,* 344–350.

McHugh, R. K., & Barlow, D. H. (2012). Dissemination and implementation of evidence-based psychological interventions: Current status and future directions. In R. K. McHugh & D. H. Barlow (Eds.), *Dissemination and implementation of evidence-based psychological interventions* (pp. 247–263). Oxford University Press.

Norton, P. J., & Hope, D. A. (2005). Preliminary evaluation of a broad-spectrum cognitive-behavioral group therapy for anxiety. *Journal of Behavior Therapy and Experimental Psychiatry, 36,* 79–97.

Queen, A. H., Barlow, D. H., & Ehrenreich-May, J. (2014). The trajectories of adolescent anxiety and depressive symptoms over the course of a transdiagnostic treatment. *Journal of anxiety disorders, 28*(6), 511–521.

Rapee RM, Lyneham HJ, Schniering CA, Wuthrich V, Abbott MJ, Hudson JL, Wignall A (2006). *The Cool Kids® Child and Adolescent Anxiety Program Therapist Manual*. Sydney: Centre for Emotional Health, Macquarie University.

Sauer-Zavala, S., & Barlow, D. H. (2021). *Neuroticism: A new framework for emotional disorders and their treatment*. The Guilford Press.

Sauer-Zavala, S., Wilner, J. G., & Barlow, D. H. (2017). Addressing neuroticism in psychological treatment. *Personality Disorders: Theory, Research, and Treatment, 8*(3), 191.

Storch, E. A., Wilhelm, S., Sprich, S., Henin, A., Micco, J., Small, B. J., McGuire, J., Mutch, P. J., Lewin, A. B., Murphy, T. K., & Geller, D. A. (2016). Efficacy of Augmentation of Cognitive Behavior Therapy With Weight-Adjusted d-Cycloserine vs Placebo in Pediatric Obsessive-Compulsive Disorder: A Randomized Clinical Trial. *JAMA psychiatry, 73*(8), 779–788.

Tonarely, N. A., Sherman, J. A., Grossman, R. A., Shaw, A. M., & Ehrenreich-May, J. (2020). Neuroticism as an underlying construct in youth emotional disorders. *Bulletin of the Menninger Clinic, 84*(3), 214–236.

Trosper, S.E., Buzzella, B.A., Bennett, S.M. et al. (2009). Emotion Regulation in Youth with

Emotional Disorders: Implications for a Unified Treatment Approach. *Clin Child Fam Psychol Rev 12*, 234–254.

World Health Organization (2019). *International Statistical Classification of Diseases and Related Health Problems* (11th ed.).

目　　录

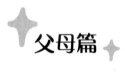

父母篇

目标介绍

- 了解本治疗项目的适用人群和旨在解决的问题类型
- 了解从本治疗项目中能获得什么
- 了解如何帮助孩子做好参与本治疗项目的准备

父母们，欢迎参与儿童统一方案治疗！

你好！欢迎来到《儿童情绪障碍跨诊断治疗的统一方案——自助手册》。如果你正在阅读这部分介绍，你很可能在考虑参与到本治疗项目中来，或者可能在寻找一些方法，帮助孩子学习在家中更有效地管理强烈的情绪。如果你符合这种情况，我们希望这本自助手册里的信息、技术和家庭练习能对你和你的孩子有所帮助。父母在开始这样的治疗之前往往会有很多疑问。我们在这部分介绍中回答了父母提出的一些常见问题。我们希望这些回答能尽量让你感觉为参与本治疗项目做好了准备。尽管孩子的情绪有时在你看来神秘莫测，但我们不希望本治疗项目也让你觉得神秘莫测。一旦治疗对你来说不再神秘，你就可以将自己的关注点和努力放在帮助孩子解决情绪谜题和成为"情绪侦探"上。

常见问题

我的孩子适合这个治疗项目吗？

本治疗项目所针对的"情绪障碍"最适合 7—13 岁的儿童。不过，如果你的孩子略微超出这个年龄范围，仍可能从中受益。如果你是有情绪障碍的青少年的父母，我们在统一方案系列中还有另一套治疗项目：青少年情绪障碍跨诊断治疗的统一方案，那个治疗项目可能会更适合你和你的孩子。实际上，与青少年统一方案配套的也有另一本适合青少年自己使用的自助手册。

读到这里，你可能会想问什么是情绪障碍。我们在本治疗项目中使用这个术语时，指的是频繁出现的强烈的情绪体验，以及因这些负面的情绪体验而产生的痛苦，并且通常伴随为了迅速缓解、压制或回避这些情绪而不顾一切做出的努力。如果你的孩子正在体验任何通常被认为是负面或难以控制的强烈情绪（例如，伤心、焦虑、担心、烦躁、沮丧、愤怒或内疚）——或者通常被认为是愉悦或积极的低水平的情绪（例如，高兴和快乐），如果这些情绪（或者缺乏某些情绪）对你的孩子造成了干扰，导致其难以参与、完成或享受日常活动，那么你的孩子可能适合本疗法。如果孩子的主要问题是在学校难以集中注意力、学习困难、在家里或学校故意破坏规则，或者很难长时间坐着，那么本治疗项目可能不适合他。

我的孩子会在治疗中做什么？

许多人认为心理治疗是一个表达情绪或者谈论过去困难经历的场合。尽管你的孩子在治疗中偶尔可能也会这么做，但在治疗中的大部分时间里，他都在学习情绪侦探技术，以便更有效地管理其目前日常生活中有问题的情绪类型和情境。其中许多技术改编自针对情绪障碍的各种不同疗法所采取的策略和原则，包括认知行为疗法、行为疗法、正念以及基于接纳的疗法。在会谈期间，你的孩子将参与到各种游戏、活动和实验中，学习这些技术并将其运用到不同类型的情绪性情境中。

本疗法有什么不同之处?

今天，许多疗法或手册介绍的技术一般只针对单一领域或类型的问题。例如，某些疗法专注于缓解焦虑，甚至可能是某些特定类型的焦虑，例如惊恐发作或者有他人在旁边时产生的社交焦虑。另一些疗法主要专注于缓解抑郁，或者减少强迫症常见的反复出现的想法和行为。尽管大多数儿童（以及成人）的情绪问题一般都不局限于其中几种类型，但现有的治疗项目所教授的技术并不总是有助于应对多个领域的问题，或者对如何将某一种技术应用于不同的情绪问题缺乏充分的解释。于是，将一套技术应用于不同障碍或问题的跨诊断治疗体系——统一方案——由此诞生。你的孩子将学习一套情绪侦探技术，从而提高对情绪的觉察，带着更少的痛苦和不适去学习容忍情绪，以及做出与情绪驱动他们做出的行为相反的行为（例如，主动接近可能让孩子体验到强烈情绪的情境或想要回避的情境）。你的孩子无论感受到伤心、愤怒、焦虑、厌烦、害怕还是其他情绪，都可以使用同一套情绪侦探技术。

本疗法的效果有证据支持吗?

是的，绝对有！儿童情绪障碍跨诊断治疗的统一方案由迈阿密大学儿童与青少年心境与焦虑治疗项目（Child and Adolescent Mood and Anxiety Treatment，CAMAT）中情绪障碍领域的专家研发。儿童统一方案和青少年统一方案均基于情绪障碍跨诊断治疗的统一方案，该疗法针对成人，由波士顿大学焦虑及相关障碍中心的研究人员和治疗师研发，由戴维·H. 巴洛博士领衔。研究结果以及我们的临床经验证明，儿童统一方案和青少年统一方案对于减少儿童和青少年强烈情绪的出现频率和强度十分有效。在我们诊所参与儿童统一方案团体治疗的所有儿童中，约 2/3 的儿童在治疗结束时得到了较大或非常大的改善，约 3/4 的儿童在治疗结束后的 6 个月得到了较大或者非常大的改善。如果你和孩子在治疗结束后坚持练习情绪侦探技术，那么你的孩子在未来可能还会持续改善！

治疗持续多长时间？我的孩子需要多久才能改善？

儿童统一方案设定的会谈一共有 15 次。平均来看，在我们诊所开展的研究以及针对认知行为疗法的研究发现，大多数儿童的症状会在这 15 次会谈中得到显著且有意义的改善。根据我们的经验，其中大多数会谈很可能会聚焦于我们叫作"情绪暴露"的活动。在该活动中，儿童需要（逐步地）直面并停留在引发不适情绪的情境中。在你的孩子完成本治疗项目之后，你可能希望与孩子的治疗师讨论是否需要增加会谈次数来帮助孩子继续获益。

在开始本治疗项目之前，你应该了解，对于何时以及需要多久才能改善，每个儿童的情况是非常不同的。一些父母注意到他们孩子的症状在本治疗项目的前几次会谈后就得到了改善，而另一些父母可能在临近治疗结束时都没有看到孩子的改善。你的孩子可能在某一周得到显著改善，因为他使用技术主动接近或管理了困难情境，但接下来一周可能因一个困难事件又退回到原来的状态。你应该清楚，在治疗中没有一条"正确"的路径，在成为技术娴熟的情绪侦探的过程中，所有儿童都会经历波折起伏。

这本自助手册的结构是怎样的？

为了方便你的孩子查找材料，在导言之后，从第 1 章到第 12 章就是本自助手册的儿童篇。材料按照会谈次数划分，基本是一章对应一次会谈。在儿童篇的材料之后，就是父母篇的材料（第13—17章），它们按照"感想真轻松"的五个技术划分，一章对应一个技术。

我作为父母在治疗中的角色是什么？

无论你的孩子是7岁还是13岁，实际上，你（而不是孩子的治疗师）才是孩子侦探团队中最重要的支持者。尽管治疗师是教授孩子技术的人，但是你发挥着关键作用，因为你需要帮助孩子掌握这些技术，并在各类不同情境中使用这些技术来应对强烈的情绪。在父母会谈期间以及阅读本自助手册父母篇的章节时，你也要学习孩子正在学习的技术。因此，你将有能力发现孩子可以通过使用情绪侦探技术而获益的时机，像教练一样陪伴孩子使用这些技术，然后给予孩子奖励，这样孩子就更有可能在未来继续使用这些技术。如果你不学会使用这些技术，你的孩子也不会学好它们，因此尽可能参与每次会谈是非常重要的。

父母会谈以及本自助手册父母篇的内容还能够帮助你识别自己的情绪是否在一些时候形成了阻碍，导致在养育情绪化的孩子的过程中不能采取最有效的策略，而是采取了**情绪性养育行为**。本治疗项目会教给你一些用**相反的养育行为**代替这些情绪性养育行为的策略，因为研究表明，这些相反的养育行为在帮助管理和缓解孩子的强烈情绪方面更加有效。你以及孩子生活中其他成人对孩子情绪的反应方式会改变孩子情绪体验的过程和强度。你将在本治疗项目中学到的养育策略可以帮助你掌握应对孩子情绪的反应方式，从而降低其情绪的强度和持续时间。

孩子和我需要在会谈之外做什么事情吗？

对这个问题的简单回答是：是的！在会谈中练习技术只能让你和孩子收获有限的效果。研究表明，在现实生活的各类情境中练习使用技术非常重要，因为焦虑、伤心或愤怒等不适情绪通常会在这些情境中出现。仅仅因为孩子在一个情境中或者体验到某种情绪时能够使用某一种技术，并不一定意味着孩子会自发地知道如何将这种技术应用于不同的情境或者用来应对不同的情绪。同样的原则也适用于我们在本治疗项目中介绍的养育策略。你或许能够在一个情境中非常有效地使用某一种养育策略，而且孩子的反应也很好，但你可能在其他情境中难以有效地使用它。团体带领者会要求你和孩子通过每周完成**家庭练习**来练习正在学习的技术。通过在家完成练习然后在会谈中回顾，你和你的孩子可以获得具体详细的反馈，了解哪些方面进展顺利，以及如何调整对技术的使用从而让效果更好。

我应该如何和孩子讲关于治疗的事情？

许多父母对于和孩子讲关于治疗的事情感觉特别焦虑或者怀有很高的期待。在治疗开始之前，先与孩子讨论对本治疗项目的想法非常重要，但是父母常常担心如果向孩子介绍这个治疗项目，孩子可能感觉在被挑错，或者认为自己出了什么问题。在与孩子讨论本治疗项目时，我们建议将孩子在强烈情绪中的挣扎正常化，让他明白每个人都会不时地被伤心、愤怒、焦虑或恐惧等强烈的情绪困扰。你甚至可以谈谈自己在某个时候也曾在某种强烈的情绪中挣扎过。向孩子强调，他并没有什么异常或问题，只是与平时相比，他目前的强烈情绪引起了更多麻烦，因此是时候寻求一些帮助了。

请记住，本治疗项目对你的孩子来说很有可能是一种全新的令其感到害怕的体验。一些孩子可能还会对必须参与本治疗项目感到愤怒，因为他们觉得自己在管理情绪上没有什么大问题，或者因为他们还有很多更想做的事情。如果你的孩子拒绝参与，不要试图与孩子争论，可以对他正在体验的情绪和想法表达共情理解。鼓励孩子至少参加第 1 次会谈，并对其参加会谈给予奖励。根据我们的经验，大多数儿童都会享受第 1 次会谈，而且希望下次再来。

治疗需要投入大量的时间，一些儿童及其父母担心参与治疗可能会影响学业或者占用孩子参与其他活动的时间。这种情况的确可能存在，除了你和孩子参加会谈以及来回在路上的时间外，你可能还会发现孩子回家后已经累了，或者因时间太晚而无法完成学校的功课。尽管这会让孩子及其父母感到沮丧，但需要记住的是，治疗的目的是掌握新的技术，最终缓解学业带来的压力和焦虑，并且从喜欢的活动中获得更多的愉悦。请记住，治疗只是暂时的，孩子和家人因参与治疗而牺牲的时间很可能会给未来带来巨大的回报。

在开始治疗之前，有什么其他建议吗？

本治疗项目要求你和孩子都付出努力，不过，治疗也会成为一段有趣且有益的经历。任何时候只要有可能，我们建议你将情绪侦探方案的要义带回家，鼓励孩子在没有接受治疗的时候破解谜题、开展实验、寻找与自己的情绪有关的线索。你将这些技术变得越有趣、越难忘，你的孩子就越能够理解、练习这些技术，并在困难的情境中运用它们。让我们开始吧！

儿童篇

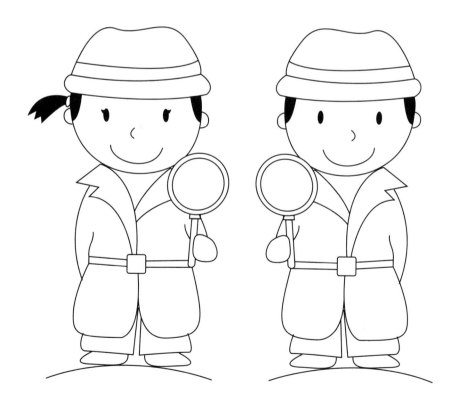

欢迎来到
儿童统一方案
和情绪侦探
训练营!

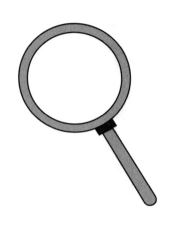

大家好!欢迎来到情绪侦探训练营,这是一个特殊的训练营,能帮助你了解快乐、伤心、高兴、生气、惊讶、害怕等情绪,还能帮助你学习如何处理儿童有时需要应对的一些难受的情绪。

每个人都有情绪,包括难受的情绪。情绪非常重要!不过有时候,强烈或难受的情绪会让我们做出一些不太有益的事情。情绪可能让我们心烦意乱,想错过和朋友或家人在一起的时间,睡不着觉或吃不下饭,也不想做以前喜欢做的有趣的事情,甚至会让我们与朋友或家人发生激烈的争吵。

在这个儿童统一方案或者在这本自助手册里的情绪侦探训练营中,我们会和你一起学习新的、更有益的方法,应对你可能正在体验的一些难受的情绪。

第1章　感受技术：观察我的感受

（第1次儿童会谈）

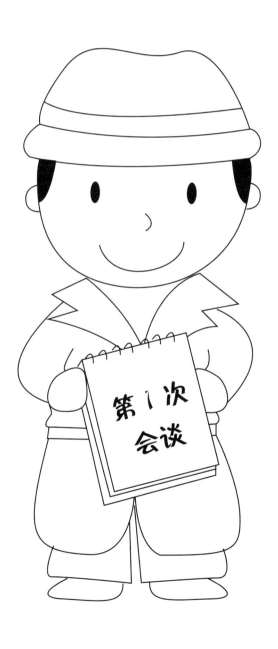

在情绪侦探训练营的第1次儿童会谈中，我们先从以下活动开始：

1. 相互认识，进一步告诉你我们将如何帮助你；

2. 了解情绪的不同部分；

3. 进一步了解我们在感受到某种情绪时会做什么；当我们伤心、生气或害怕的时候，怎样做是有益的，怎样做是无益的。

工作表 1.1：侦探是做什么的？

让我们从介绍自己开始。我们的名字是**杰克**和**尼娜**，我们是情绪侦探。你知道侦探是做什么的吗？我打赌如果你和你的治疗师合作，你就能了解我们侦探会做的一些了不起的事情。一旦知道侦探是做什么的，我们可以想一想，成为一名侦探可以怎样帮助自己应对强烈的情绪。

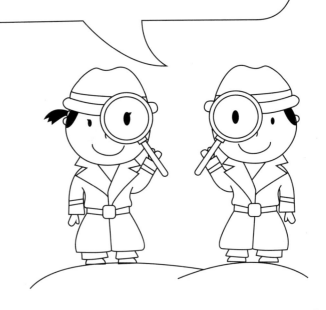

侦探是做什么的？

在下面的横线上写出你的想法。
完成后与大家分享。

_____

_____

_____

_____

_____

_____

工作表 1.2：我的情绪侦探目标

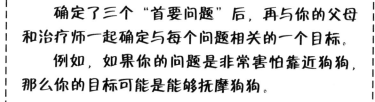

与你的父母和治疗师一起合作，确定成为情绪
侦探的三个最主要的原因。许多时候，最困扰我们的事情
就是让我们感到害怕、伤心、紧张或愤怒的事情。

举例来说，一些孩子来到这里可能是因为他们非常害怕狗，考试前非常紧张，
或者在做以前喜欢的事情时不再感到开心了。对你来说，最大的问题
可能与这些问题类似，也可能完全不同！

确定了三个"首要问题"后，再与你的父母
和治疗师一起确定与每个问题相关的一个目标。
例如，如果你的问题是非常害怕靠近狗狗，
那么你的目标可能是能够抚摩狗狗。

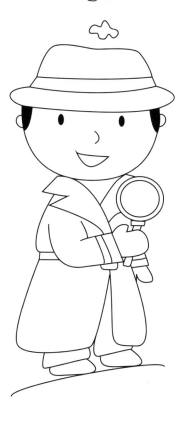

首要问题

1.＿＿＿＿＿＿＿＿＿＿＿＿＿＿＿＿＿＿

我的目标是什么？

2.＿＿＿＿＿＿＿＿＿＿＿＿＿＿＿＿＿＿

我的目标是什么？

3.＿＿＿＿＿＿＿＿＿＿＿＿＿＿＿＿＿＿

我的目标是什么？

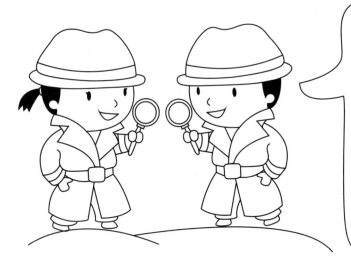

你已经思考了侦探是做什么的，以及你的治疗目标是什么，现在我们应当告诉你，像我们这样的情绪侦探不是普通的侦探。我们是特殊的侦探，帮助和你一样的儿童学习如何关注、理解和应对难受的情绪。为了做到这一点，我们会教你使用一整套技术，这套技术叫作"感想真轻松"，也可以叫作"情绪探案工具包"，因为就像侦探解谜一样，我们也会一起合作，使用这些技术来解决如何应对难受情绪的谜题！

感——观察我的感受

想——看看我的想法

真（侦）——使用侦探思维和问题解决

轻（情）——体验我的情绪

松——保持放松快乐

图 1.1

"感想真轻松"技术

工作表 1.3：如何应对强烈的情绪？

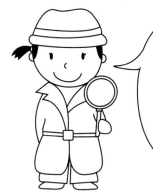

当我们感受到某种情绪时，我们做出的事情各不相同。与你的治疗师一起尝试想一想，当我们感受到害怕、担心、伤心或生气等强烈的情绪时，做哪些事情是有益的，做哪些事情是不太有益的。

我们给你提供了一个例子做参考！

有益的	不太有益的
有一天，我很伤心，于是我和朋友一起去操场，因为我知道和他们一起玩会更开心，我会感觉更好。	有一天，我很伤心，于是我待在家里睡了一会儿。醒来后我感觉更伤心、更无聊了，因为我今天没有做一件有趣的事情！

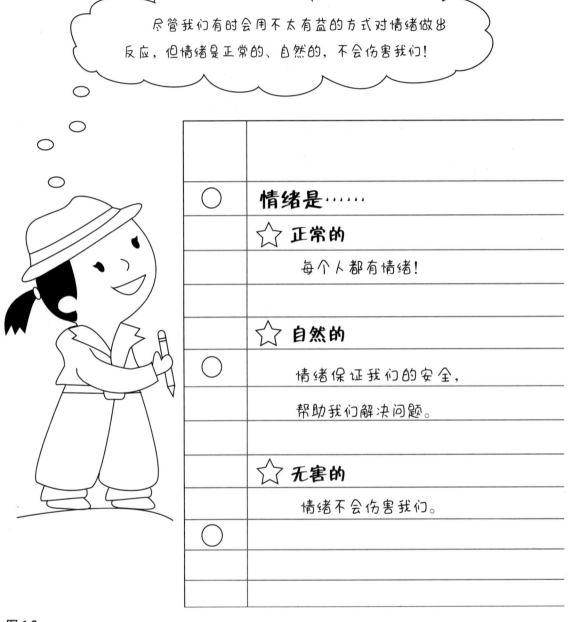

图 1.2

正常、自然和无害

工作表 1.4：我在家时的情绪

到目前为止，您已经了解了许多种不同的情绪。下周在家完成这张工作表，哪天感受到以下列出的情绪的，就在前面画钩。通过这种方法，我们可以培养关注自己的情绪这项情绪侦探技术。

生气
☐周一
☐周二
☐周三
☐周四
☐周五
☐周六
☐周日

害怕
☐周一
☐周二
☐周三
☐周四
☐周五
☐周六
☐周日

惊讶
☐周一
☐周二
☐周三
☐周四
☐周五
☐周六
☐周日

快乐
☐周一
☐周二
☐周三
☐周四
☐周五
☐周六
☐周日

伤心
☐周一
☐周二
☐周三
☐周四
☐周五
☐周六
☐周日

利用你这周感受到的一种强烈的情绪，填写以下部分。

我选择记录的情绪是：_____

当时发生了什么：_____

情绪性行为（情绪让我想做的事情）是：_____

（第 2 次儿童会谈）

在这次会谈中，我们将会：

1. 讨论我们所有不同的情绪；

2. 了解情绪是正常的、自然的、无害的；

3. 了解情绪的三个成分；

4. 了解情绪的各个成分如何共同作用，让我们有时候做出不那么有益的行为；

5. 讨论对新的、勇敢的行为给予什么奖励。

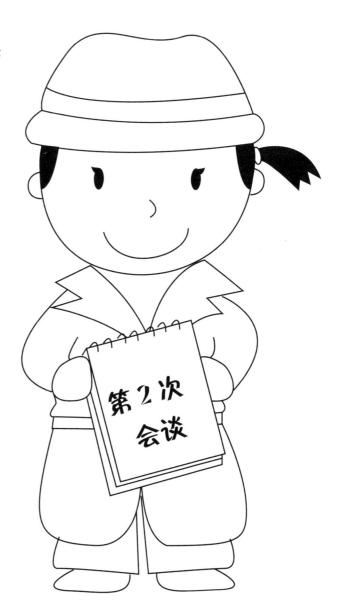

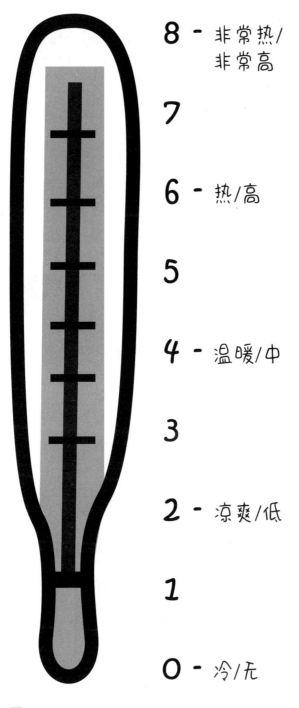

8 - 非常热/
    非常高

7

6 - 热/高

5

4 - 温暖/中

3

2 - 凉爽/低

1

0 - 冷/无

图 2.1

情绪温度计

杰克又来啦！

在本次会谈的一开始，我们会使用情绪温度计，就像使用真正的温度计一样！如果使用真正的温度计，那么当你发烧时，身体会变热，温度会变高；当你的身体变凉时，温度会变低。同样，当我们的情绪变得更强烈时，情绪温度计上的数字也会上升。和你的治疗师一起，弄清楚什么事情会让你感受到强烈的情绪！

我们可能会在不同的时间或有不同的想法时感受到更强烈的情绪。当尼娜要去坐过山车时，她感到害怕的程度是4分。当我坐过山车时，我感到害怕的程度是0分；但当我看到一只蜜蜂时，我感到害怕的程度是4分！

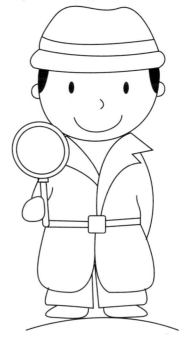

工作表 2.1：针对儿童的感受技术

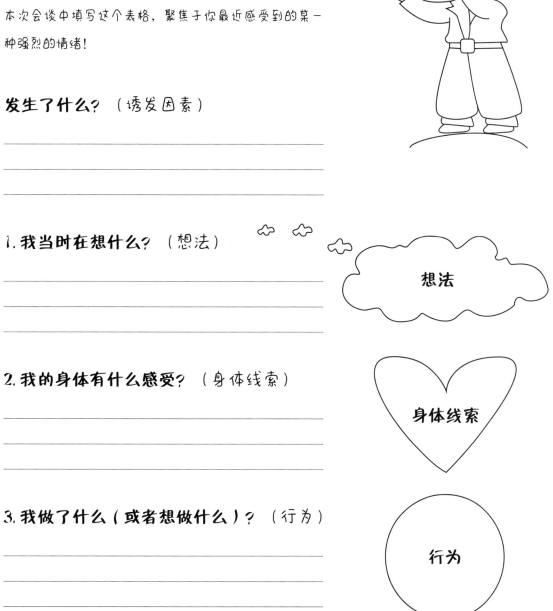

观察你的想法、感受和行为

在了解了情绪的各个成分之后，你和治疗师应该在本次会谈中填写这个表格，聚焦于你最近感受到的某一种强烈的情绪！

发生了什么？（诱发因素）

_____

_____

_____

1. 我当时在想什么？（想法）

_____

_____

想法

2. 我的身体有什么感受？（身体线索）

_____

_____

身体线索

3. 我做了什么（或者想做什么）？（行为）

_____

_____

_____

行为

情绪的一个非常重要的成分是行为，也就是说，当我们产生强烈的情绪时会做什么。当我们产生强烈的情绪时，通常会做两件事。一是**回避**（远离让我们感到伤心、害怕或担心的事物）。二是当我们感到不安或愤怒时，会做出大喊大叫或打架之类的行为。我们把这些行为称为**情绪性行为**。

杰克有时会对认识新朋友感到害怕。如果因为害怕而从不参加任何聚会，那会发生什么呢？尼娜的父母要她做家庭作业时，尼娜会很生气。如果尼娜每天晚上做作业的时候都大喊大叫然后摔门而去，你觉得她的父母会有什么反应？

像回避或大喊大叫这样的情绪性行为可能会让我们当时感觉很好，但是之后往往会让我们感觉更糟糕，或者给我们带来更多的问题。

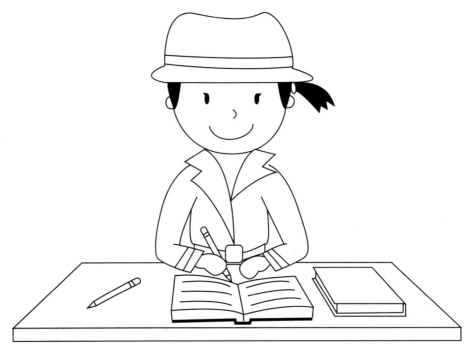

图 2.2

情绪与行为循环图

工作表 2.2：奖励清单

做出新的、勇敢的行为后，
可以参与的特殊活动或赢得的奖励

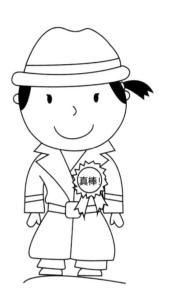

　　尼娜来了！这周，你对自己的情绪有了一些思考，做得非常好。我们知道，做出新的、勇敢的行为对孩子来说可能很困难。获得奖励有时可以让我们更轻松地完成那些困难的事！

　　与父母一起想一些奖励的办法，来鼓励你做出新的、勇敢的行为。你的治疗师也可以帮忙！奖励的形式可以是**特别的活动**，比如玩你最喜欢的棋类游戏，或与父母一起去看电影。奖励也可以是一些**慰劳**，比如与不常见面的朋友一起玩，或者出去吃一个冰激凌！

　　确保你能想出各种不同的奖励办法，包括一些较小的奖励（获得贴纸）和一些较大的奖励（去看电影或选择晚饭吃什么）。

完成有一点难度的事情后得到的奖励：

_____

_____

_____

完成难度较大的事情后得到的奖励：

_____

_____

_____

完成非常困难的事情后得到的奖励：

_____

_____

_____

表单 2.1: 解开情绪之谜——情绪前中后三阶段追踪表

每周，你都需要解开至少一个强烈情绪的谜题，写下在这个强烈情绪出现之前、之中和之后，你对它的反应。解开这些谜题是学习新方法的第一步。当我们感受到这些强烈情绪时，学到的新方法可以给我们提供帮助。每周记录至少一种情绪，并在之后查看这些记录，你可以看到你的想法、身体感觉或行为是如何帮助你解开情绪的谜题的。

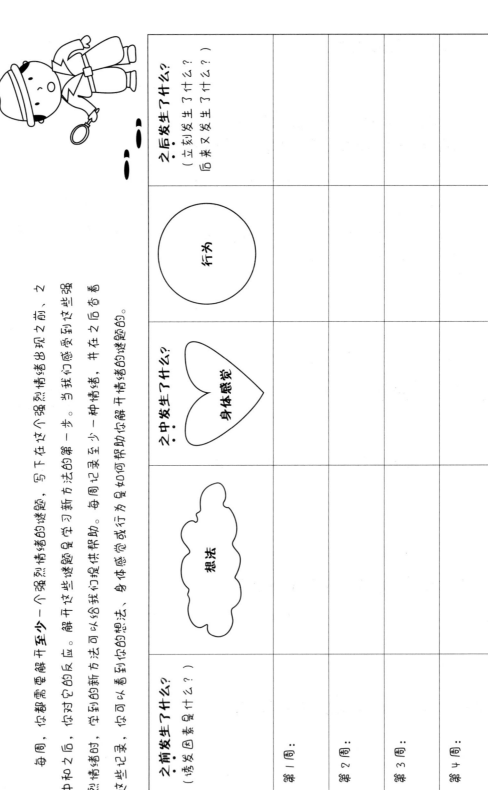

之前发生了什么?（诱发因素是什么?）	想法	之中发生了什么? 身体感觉	行为	之后发生了什么?（立刻发生了什么? 后来又发生了什么?）
第 1 周:				
第 2 周:				
第 3 周:				
第 4 周:				

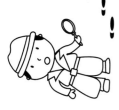

之前发生了什么？（诱发因素是什么？）	想法	之中发生了什么？身体感觉	行为	之后发生了什么？（立刻发生了什么？后来又发生了什么？）
第 5 周：				
第 6 周：				
第 7 周：				
第 8 周：				
第 9 周：				
第 10 周：				

之前发生了什么？（诱发因素是什么？）	想法	身体感觉 之中发生了什么？	行为	之后发生了什么？（立刻发生了什么？后来又发生了什么？）
第11周：				
第12周：				
第13周：				
第14周：				
第15周：				

第 3 章

感受技术：观察我的感受

（第 3 次儿童会谈）

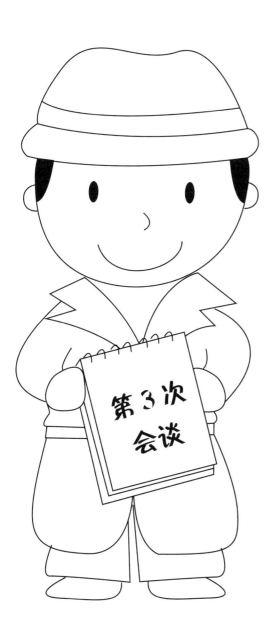

在本次会谈中，我们将会：

1. 学习做出与无益的情绪性行为相反的行为；

2. 讨论什么是科学实验，以及如何通过做科学实验进一步了解相反的行为；

3. 了解当我们感到伤心时，可以通过哪些活动来做出相反的行为；

4. 本周在家里做一个实验，看看当我们做不同的有趣的活动时，感受如何。

工作表 3.1：相反的行为

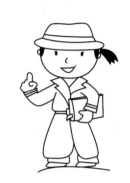

在会谈中，治疗师可能会告诉你，我们的情绪也许会变得很难应对，我们会做出一些事情来让情绪走开，即使那些事情从长远来看并不能真正帮助到我们。

当我们注意到情绪可能让我们以不太有益的方式行动时，可以尝试做**相反的**行为。在强烈的情绪下做出相反的行为可能很难，但能在之后让我们变得更轻松！

与治疗师合作，列出你最近的一些情绪，它们让你想做什么，做相反的行为会怎么样。我们已经为你填好了表格的第一行！

情绪	它让你想做什么？	相反的行为
愤怒	妈妈告诉我不要再玩电子游戏时，我就喊叫哭闹，尽管我可能会因此惹上麻烦。	深吸一口气，给自己1分钟的时间冷静下来，然后再做出反应。这样一来，我就不会惹上麻烦啦！

工作表 3.2：科学实验的组成部分

治疗师可能已经告诉你了一些关于**科学实验**的事。这是我们作为情绪侦探最喜欢做的事情之一，因为它能帮助我们试验出有什么最佳的方法来应对情绪！

我们接下来会做一个科学实验：伤心这个感受会驱使我们做出一些行为，如果我们做出与之相反的行为，会如何改变我们的情绪？伤心想让我们做什么？与此相反的事情是什么？

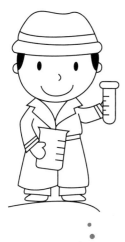

┌───┐
　当我们伤心时，怎样进行科学实验？把它写下来！
└───┘

1. 提出一个问题

（当我在放学后感到伤心时，我还能做什么？）

_____

_____

2. 做出一个猜想

（或许可以试试在户外踢球。）

_____

_____

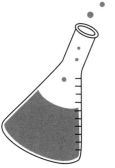

3. 尝试进行实验

（我会尝试踢球 10 分钟。）

_____

_____

4. 观察实验结果

（实际上，我确实感觉好一些了。）

_____

_____

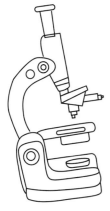

5. 再次尝试实验！

（我明天会再踢 15 分钟的球！也许我可以和姐姐一起。）

_____

_____

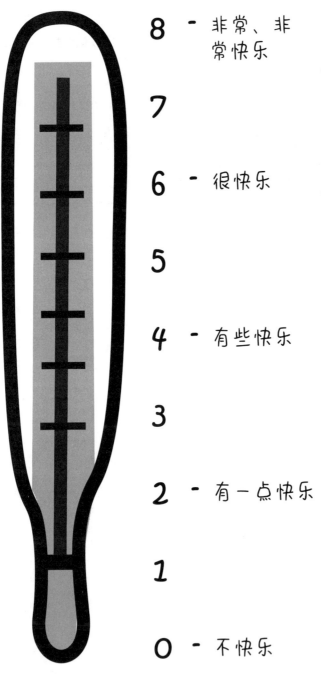

8 — 非常、非
　　常快乐

7

6 — 很快乐

5

4 — 有些快乐

3

2 — 有一点快乐

1

0 — 不快乐

这是另一个情绪温度计，很像我们不久前谈到的那个情绪温度计，但是我们要用这个温度计来测量快乐的程度。

还记得我们这周要做一个科学实验，来检验做更多有趣的活动是否会让我们感到更快乐吗？那么，在你做科学实验的时候，请你用这个温度计记录下你每天的快乐程度。

然后，当你下次来的时候，可以看看我们的猜想是否正确：做更多有趣的活动确实能让我们更快乐。

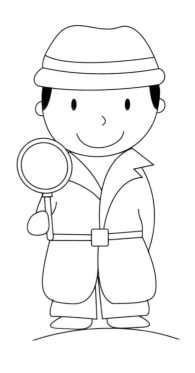

图 3.1

测量快乐的情绪温度计

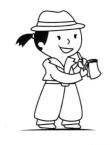

下面是尼娜填写的一周情绪和活动日记。用这个例子来帮助你在工作表 3.5 上填写**自己**的情绪和活动日记。

日期	情绪评分	完成的活动	备注
周一	4	在学校试演话剧, 和朋友一起吃午饭	很棒的一天
周二	2	放学后翘了合唱团练习, 提前回家	没有昨天那么好
周三	3	放学后什么都没做	无聊的一天, 没有什么事情可做
周四	2	放学回家后哭了	感到非常沮丧, 只在学校的演出中得到一个小角色
周五	2	待在家里看电视	感觉很无聊
周六	2	待在家里看更多的电视	真的很无聊
周日	2	和妈妈去了商场, 回家后睡了一觉	商场比我想象中的有趣得多

你从尼娜的感受和活动中注意到了什么? _____

这里有一个线索: 我们**做些什么**或者**不做什么**都会影响我们的情绪!

图 3.2

尼娜的情绪和活动日记

工作表 3.3：活动清单

　　下面这个工作表是一份活动清单（例如，可以做的事情、可以去的地方和可以学习的东西），当你感到沮丧或伤心时，可以试着做一做。要记住，当我们做自己喜欢的事情时，通常会开始感觉更快乐！

　　记住你了解过的四种类型的活动：

🔍 帮助别人——做一些事情来帮助别人

🔍 学习新事物——做一些事情来学习一项技能，努力成为一个专家

🔍 与别人一起做事情——与朋友或家人一起做一些有趣的事情

🔍 活动我们的身体——站起来做一些活动，如玩游戏

　　试着从这份清单中选择活动，或者想出你自己的活动，看看改变活动会如何影响你的情绪。

这些活动属于上面的哪种类型呢？

游览水族馆	学习一门外语	烘焙饼干
做一件艺术品或手工	上高尔夫球课	摄影
练习武术	玩激光枪战游戏	学习手语
去公园	购物	踢足球
打乒乓球	做瑜伽	打排球
打篮球	画画	游泳
去海滩	滑冰／滑旱冰	遛狗
参观博物馆	演奏乐器	写作
参加合唱团	编织／缝纫	远足
参加烹饪班	跳绳	去动物园
做志愿者工作	骑自行车	打网球
玩电脑	照看婴儿	照料植物
听音乐会	阅读一本好书	
参观名胜古迹	跑步／划船	**在这里列出属于你自己的活动：**
上舞蹈课	制作相册	_____
随着喜爱的歌曲跳舞	玩滑板	_____
打羽毛球	大声唱歌	_____
看电影	放风筝	

工作表 3.4：我的活动清单

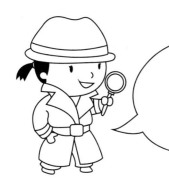

用这张工作表来写一份你自己的活动清单。如果你很难想出活动，可以使用工作表 3.3（活动清单）。尽量选择能让你感觉好的事情，也要包括容易完成且不用做太多计划就可以开始的事情！

	活动
1	
2	
3	
4	
5	
6	
7	
8	
9	
10	

工作表 3.5：我的情绪和活动日记

在这周里，请尝试像尼娜一样完成你自己的情绪和活动日记。记得关注在做有趣事情的那几天，你的情绪是否会好一些！

日期	情绪评分	完成的活动	备注

你在自己的活动和情绪中注意到了什么？

_____

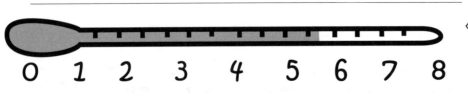

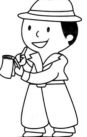

表单 3.1：相反的行为计划表

第 1 次会谈	第 2 次会谈	第 3 次会谈	第 4 次会谈	第 5 次会谈
第 6 次会谈	第 7 次会谈	第 8 次会谈	第 9 次会谈	第 10 次会谈
第 11 次会谈	第 12 次会谈	第 13 次会谈	第 14 次会谈	第 15 次会谈

（第 4 次儿童会谈）

在本次会谈中，我们将：

1. 了解什么是身体线索以及它们何时出现；

2. 学习一种叫作"身体扫描"的技术，利用它来帮助我们找到身体线索；

3. 练习有意识地让身体线索出现！

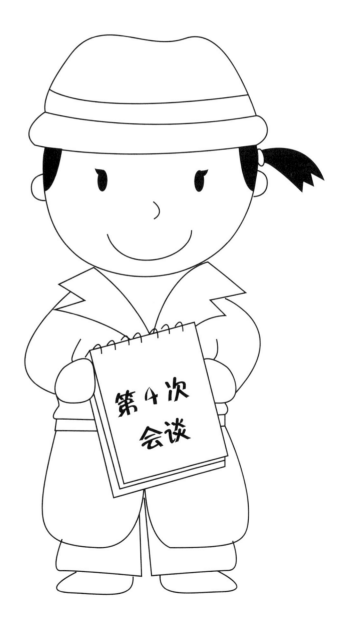

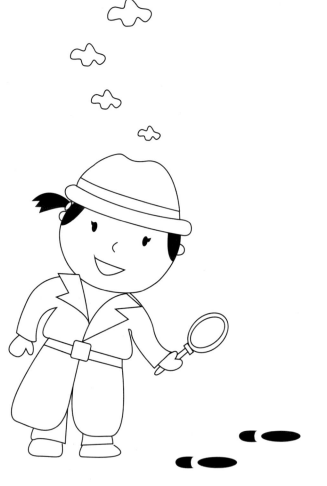

图 4.1

什么是身体线索？

又见面了！我是杰克。今天我们要一起合作，成为**身体侦探**。现在我们已经了解了什么是身体线索，准备好开始工作了！

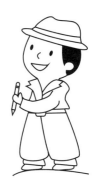

身体侦探是超级酷的情绪侦探，他们非常善于识别自己在产生不同情绪时会出现哪些身体线索！与治疗师合作，想出一些与下表列出的类似的情绪，想一想这些情绪是否让你感受到了这些常见的身体线索。然后，在这张图的底部写下你最常感受到哪些身体线索！

情绪	身体线索
快乐	感觉想笑，心里暖洋洋的，心跳得很快
害怕	感觉头晕，心跳加快，脸部发热，出汗，肌肉发紧或发热，颤抖，感到口干，呼吸困难
伤心	感到沉重，胸口发闷，想哭，发抖，喉咙发紧，眼睛发痛，疲倦，行动迟缓
愤怒	感觉脸发烫，肌肉发紧或发热，嘴巴发干，手脚发紧，很热或发抖，喉咙发紧，胸部发紧，想要大喊或尖叫
焦虑	感觉脑袋发胀，心跳加快，面部发热，肌肉紧绷，想要大喊或尖叫，胃痛或头痛，感到恶心
你最常感受到哪些身体线索？	

图 4.2

成为"身体侦探"

工作表 4.1：寻找你的身体线索

让我们练习当一名"身体侦探"吧！使用治疗师提供的一张大纸或下面的身体轮廓图，试着写下你在某些情绪下的身体线索。

有的孩子发现，用不同的颜色表示不同的情绪是有帮助的（例如，红色代表愤怒，蓝色代表伤心，黄色代表快乐，绿色代表害怕）。

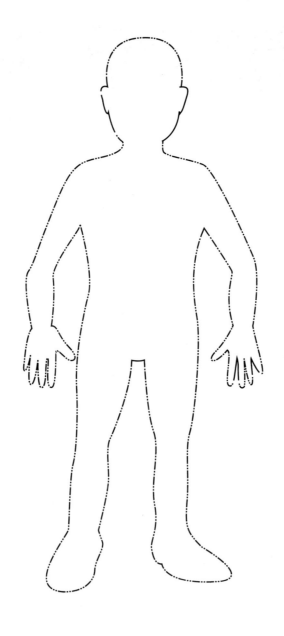

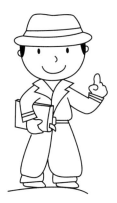

好了，各位！成为一名真正伟大的"身体侦探"的下一步是学习如何进行身体扫描。身体扫描是你现在要和治疗师一起完成的一项特殊活动，目的是发现你可能出现的任何身体线索。

身体扫描是一项非常有用的技术，因为我们可以随时使用。它可以帮助我们注意到身体上的任何线索，并且观察身体线索随着时间的推移会发生什么变化。

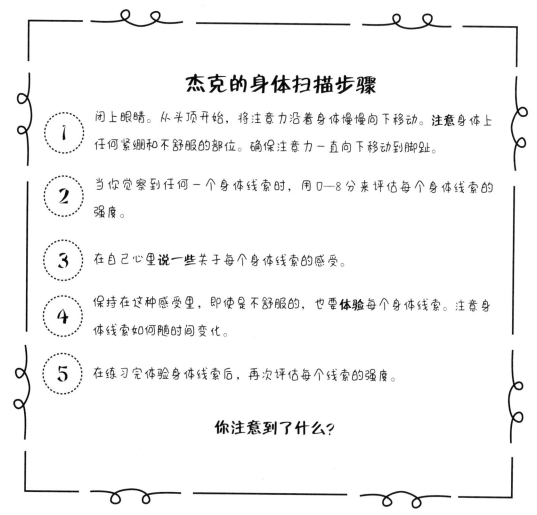

杰克的身体扫描步骤

1　闭上眼睛。从头顶开始，将注意力沿着身体慢慢向下移动。**注意**身体上任何紧绷和不舒服的部位。确保注意力一直向下移动到脚趾。

2　当你觉察到任何一个身体线索时，用 0—8 分来评估每个身体线索的强度。

3　在自己心里**说**一些关于每个身体线索的感受。

4　保持在这种感受里，即使是不舒服的，也要**体验**每个身体线索。注意身体线索如何随时间变化。

5　在练习完体验身体线索后，再次评估每个线索的强度。

你注意到了什么?

图 4.3

如何进行身体扫描

表单 4.1：监测我的身体感觉

当你在治疗中与治疗师一起练习科学实验时，用这个表格写下你尝试的不同实验（科学实验），你感觉到的身体线索（身体感觉），在情绪温度计上身体线索有多强（0—8分），以及在实验中注意到的任何其他情况（备注）。

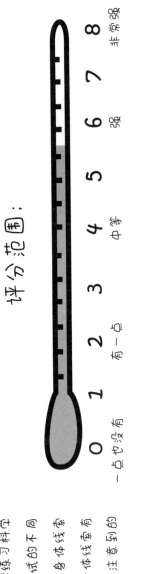

评分范围：

0 — 一点也没有
1
2 — 有一点
3
4 — 中等
5
6 — 强
7
8 — 非常强

科学实验	身体线索	身体线索的强度（0—8分）	备注（例如，有哪些想法、情绪和行为？）

工作表 4.2：在家寻找你的身体线索

本周与父母在家一起做一个实验，选择能引发最强烈的身体感觉的实验，练习扫描身体线索。

这周我将尝试＿＿＿＿＿＿＿＿＿＿＿＿＿＿。

把你的身体线索写在下面的轮廓图上！

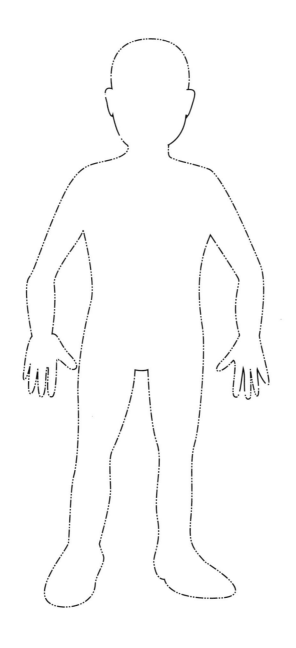

第5章 　想法技术：看看我的想法

（第5次儿童会谈）

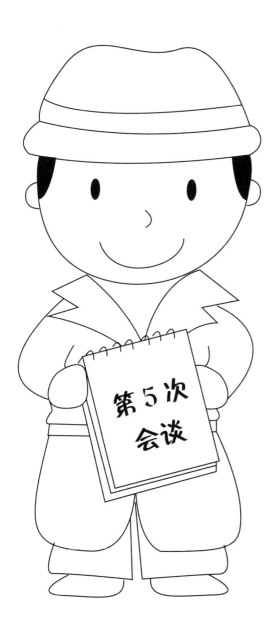

在本次会谈中，我们将：

1. 了解成为一名灵活思考者意味着什么；

2. 了解我们都会做的事情：掉入思维陷阱；

3. 认识一些**新的侦探**，他们有时也会掉入思维陷阱！

工作表 5.1：什么是仓促判断？

理解我们周围发生的事情的方法通常不止一种。

与治疗师一起思考在杰克身上发生的事情。试着判断一下，他在这种情境下的第一个想法是什么。在相同的情境下，他是否可能有其他的想法。

🔍 **杰克从一群大笑着的孩子身边走过。他认为这些孩子一定是在取笑他。**

第一个想法：_____

_____

其他的想法：_____

_____

🔍 **杰克向走廊对面的朋友招了招手，但是朋友没有回应他。他认为朋友一定在生他的气。**

第一个想法：_____

_____

其他的想法：_____

_____

🔍 **杰克在一场乒乓球比赛中以 0：3 输掉了比赛。他认为自己一定是一个糟糕的球员。**

第一个想法：_____

_____

其他的想法：_____

_____

杰克在这些情境下产生的第一个想法是他的**仓促判断**，因为这是他脑海中立刻出现的第一个想法。

仓促判断可以帮助我们快速弄清楚在我们身上发生了什么，这样大脑就不必再那么辛苦地工作了。然而，有时候，当我们感受到强烈的情绪时，大脑会首先关注一些无益的东西，反而会让我们感受到更加强烈的情绪！

我们把这些大脑关注的无益的东西叫作**思维陷阱**。治疗师会告诉你，情绪侦探可能会掉入哪些思维陷阱。掉入思维陷阱会让自己厉害的情绪侦探也感到焦虑感或沮丧！

在这一页，杰克和尼娜为他们自己和其他"情绪侦探"们起了昵称，这样你就知道我们容易掉入什么样的思维陷阱了！

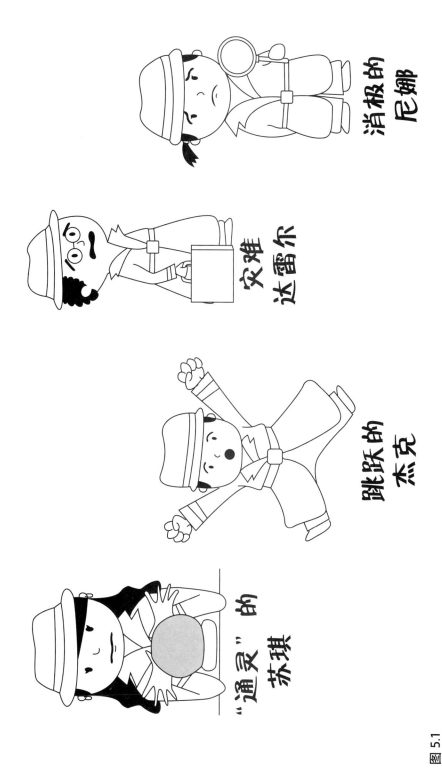

图 5.1

思维陷阱和情绪侦探

工作表 5.2：针对儿童的想法技术

　　当事情发生时，我们的头脑中会出现各种不同的想法。有些想法让我们感到平静或快乐，也有一些想法让我们感到焦虑或低落。有时，我们会不停地去想那些让我们焦虑、低落及愤怒的事情。阅读下面这些情绪侦探会掉入的不同的**思维陷阱**，然后你也填写一个自己可能掉入思维陷阱的例子。

"通灵"的苏琪

读心术：相信自己知道别人在想什么，不去弄清楚其他更有可能发生的情况。

- **举例**：就算苏琪没有和班上的某个女孩说过话，她也认为那个女孩不喜欢她。
- **你的例子**：＿＿＿＿＿＿＿＿＿＿＿＿＿＿＿＿＿＿＿＿＿＿
＿＿＿＿＿＿＿＿＿＿＿＿＿＿＿＿＿＿＿＿＿＿＿＿＿＿＿＿＿＿

跳跃的杰克

过早下结论：认为坏事发生的可能性比实际情况大得多。

- **举例**：杰克认为他乘坐的飞机有90%的可能性会坠毁（真正的可能性大约为0.00002%）。
- **你的例子**：＿＿＿＿＿＿＿＿＿＿＿＿＿＿＿＿＿＿＿＿＿＿
＿＿＿＿＿＿＿＿＿＿＿＿＿＿＿＿＿＿＿＿＿＿＿＿＿＿＿＿＿＿

灾难达雷尔

想到最坏结果：认为最坏的事情将要发生，没有想过其他的、没那么糟的情况。

- **举例**：昨天晚上达雷尔的父母发生了争执，达雷尔认为他们一定要离婚了。
- **你的例子**：＿＿＿＿＿＿＿＿＿＿＿＿＿＿＿＿＿＿＿＿＿＿
＿＿＿＿＿＿＿＿＿＿＿＿＿＿＿＿＿＿＿＿＿＿＿＿＿＿＿＿＿＿

消极的尼娜

忽略积极方面：对自己说，自己做得很棒的事情"不算什么"，不过是"运气好"罢了。总是关注消极的方面，而不是积极的方面。

- **举例**：尼娜因为一次考试得了80分而不开心；她总是关注那些做错的题目，而不是其他所有做对的题目。
- **你的例子**：＿＿＿＿＿＿＿＿＿＿＿＿＿＿＿＿＿＿＿＿＿＿
＿＿＿＿＿＿＿＿＿＿＿＿＿＿＿＿＿＿＿＿＿＿＿＿＿＿＿＿＿＿

工作表 5.3：匹配想法和思维陷阱

让我们来练习识别思维陷阱。一旦我们能够更好地理解哪些想法会导致思维陷阱，我们就会越来越善于注意到自己的思维陷阱。请和治疗师一起练习，用线将每一个情绪性想法与情绪侦探掉入的思维陷阱连起来！

"通灵"的苏琪
读心术

A 我今天在乒乓球比赛中打出了很多好球，赢了比赛。但是因为打丢了几个球，所以我依然是一个糟糕的乒乓球选手。

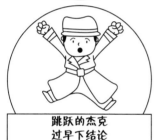

跳跃的杰克
过早下结论

B 哦，不！外面有乌云了。肯定会有一场暴风雨的。

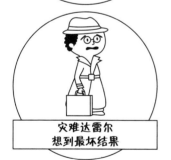

灾难达雷尔
想到最坏结果

C 我的朋友一定在生我的气，因为当我在走廊上看到她的时候，她脸上的表情很生气。

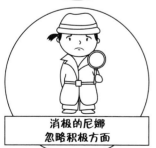

消极的尼娜
忽略积极方面

D 我在数学考试中得了 70 分。我肯定会被赶出学校，最终无家可归。

工作表 5.4：成为灵活思考者的步骤

你和治疗师在**工作表** 5.3 中发现了杰克曾经掉入的陷阱。让我们想想，杰克如何利用这些发现成为一名灵活思考者。友情提醒，杰克的思维陷阱是：

"哦，不！外面有乌云了。肯定会有一场暴风雨的。"

和治疗师一起，写下杰克可以怎样利用成为灵活思考者的三个步骤，帮助自己走出思维陷阱。

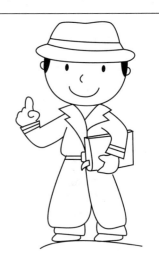

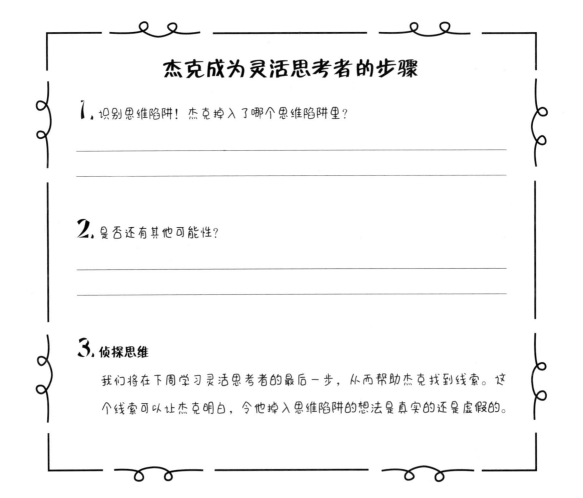

杰克成为灵活思考者的步骤

1. 识别思维陷阱！杰克掉入了哪个思维陷阱里？

_____

_____

2. 是否还有其他可能性？

_____

_____

3. 侦探思维

我们将在下周学习灵活思考者的最后一步，从而帮助杰克找到线索。这个线索可以让杰克明白，令他掉入思维陷阱的想法是真实的还是虚假的。

工作表 5.5：针对儿童在家使用的想法技术

本周请和你的父母一起，找出当你出现害怕、伤心、焦虑或愤怒等强烈的情绪时，你会掉入哪种思维陷阱。

然后，在下面的思维陷阱方框中写下你的想法！试着在本周至少填写三个方框。如果你掉入某种思维陷阱里的次数尤其多，那也没关系。

"通灵"的苏琪

1. _____

2. _____

3. _____

跳跃的杰克

1. _____

2. _____

3. _____

灾难达雷尔

1. _____

2. _____

3. _____

消极的尼娜

1. _____

2. _____

3. _____

（第6次儿童会谈）

在本次会谈中，我们将会：

1. 通过玩一个谜题游戏，学习使用一项叫作**侦探思维**的新技术，帮助情绪侦探以更加灵活的方式思考；

2. 练习使用侦探思维来走出思维陷阱，成为更加灵活的思考者！

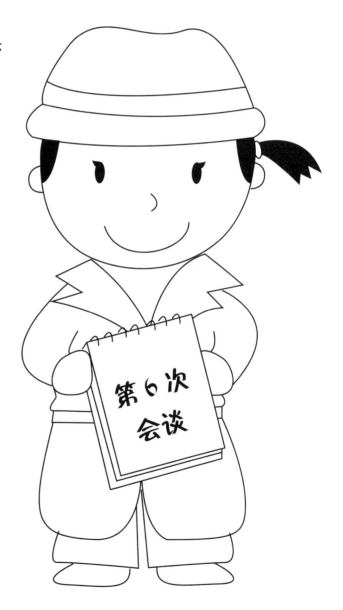

工作表 6.1：谜题游戏——线索

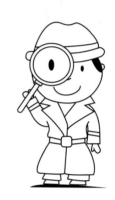

　　像尼娜和杰克这样的情绪侦探真的很擅长解开谜题，特别是那些与摆脱**思维陷阱**有关的谜题。

　　为了向你展示如何做到这一点，让我们先练习解决一个简单的谜题，把更难的思维陷阱留到后面。

　　和你的治疗师一起写下将要练习解决的谜题类型。然后记下你在解开谜题时发现的线索。完成之后写下你对谜题答案的最佳猜想。

　　使用线索来帮助你解开谜题会容易很多！

我要解开的谜题是：

线索：

1. _____

_____

2. _____

_____

3. _____

_____

4. _____

_____

我认为这个谜题的答案是：

工作表 6.2：针对儿童的侦探技术

你已经在和你的治疗师讨论什么是思维陷阱了。情绪侦探们可以使用解谜的技巧来帮助他们应对自己的思维陷阱。

和治疗师一起复习侦探思维的步骤：停下来，慢一点，再前进！

治疗师可能会让你利用上周家庭练习任务中的信息来一起练习这些步骤。

步骤	答案
发生了什么？	
你有哪些想法？	
对正在发生的事情的最佳猜想	
线索： 发生的可能性有多大？（0～100%） 思维陷阱是什么？ 过去发生了什么？我以前处理过这种情况吗？ 我是否有 2/3 确定我的情绪性想法是真实的？ 还有什么其他可能？ 现在这种情况是否有好的方面？ 如果我的情绪性想法是真实的，我能应对吗？	
检验你的最佳猜想：发生的可能性有多大？（0～100%） 我有什么应对的想法？	

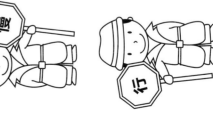

工作表 6.3：侦探思维练习

让我们练习解决更多的谜题吧！也许你可以和治疗师一起工作，通过收集线索，帮助我们的几位情绪侦探成为更加灵活的思考者，并走出他们的思维陷阱。

达雷尔："我在来这里的路上和最好的朋友吵了一架。我到现在都不知道是为了什么。我简直不敢相信！我们可能再也不会说话了！可是如果我们不说话，我也不能和其他朋友一起玩了！我要使用侦探思维的步骤。你能帮助我吗？"

步骤		答案
发生了什么？		我和朋友吵了一架。
你有哪些想法？		我们可能再也不会说话了，我会失去所有的我们共同的朋友！
对正在发生的事情的最佳猜想	发生的可能性有多大？（0～100%）	90%，我感到特别伤心，所以看起来一定是真的。
线索	达雷尔的思维陷阱是什么？	想到最坏的结果（我们称之为灾难达雷尔，因为这在达雷尔身上发生过很多次。）
	过去发生了什么？ 我以前处理过这种情况吗？	我和这位朋友吵过很多次架。我们经常会连续生几小时的气，之后有人道歉，一切就又回归正常了。
	达雷尔是否百分之百确定他的情绪性想法是真实的？	我猜不是……这样的事情已经不是第一次发生了，我并没有因此而失去朋友。
	还有什么其他可能？	
	现在这种情况是否有好的方面？	
	如果达雷尔的情绪性想法是真实的，他能应对吗？	
检验你的最佳猜想	发生的可能性有多大？（0～100%）	
达雷尔有什么应对的想法？		

做得很好！你能够帮助杰克找到他的思维陷阱吗？杰克为你填写了一些答案。你能帮助他收集线索，使他走出思维陷阱吗？

杰克说："足球训练后，妈妈来接我，她晚了 10 分钟。当时，我确信她出了事故，很可能受伤了。我开始使用侦探思维，并收集线索。你可以帮助我走出思维陷阱吗？"

步骤		答案
	发生了什么？	妈妈迟到了 10 分钟。
	你有哪些想法？	妈妈出了事故，很可能受伤了。
对正在发生的事情的最佳猜想	发生的可能性有多大？（0 ~ 100%）	80%，因为我真的觉得它发生了！
	杰克的思维陷阱是什么？	过早下结论（我们称之为跳跃的杰克，因为这在杰克身上发生过很多次。）
	过去发生了什么？ 我以前处理过这种情况吗？	她以前也迟到过，要么是因为堵车，要么是因为我妹妹花了很长时间才准备好离开学校。
线索	杰克是否百分之百确定他的情绪性想法是真实的？	我猜不是……她以前也迟到过，但她并没有受伤或发生其他事情。
	还有什么其他可能？	
	现在这种情况是否有好的方面？	
	如果杰克的情绪性想法是真实的，他能应对吗？	
检验你的最佳猜想	发生的可能性有多大？（0 ~ 100%）	
杰克有什么应对的想法？		

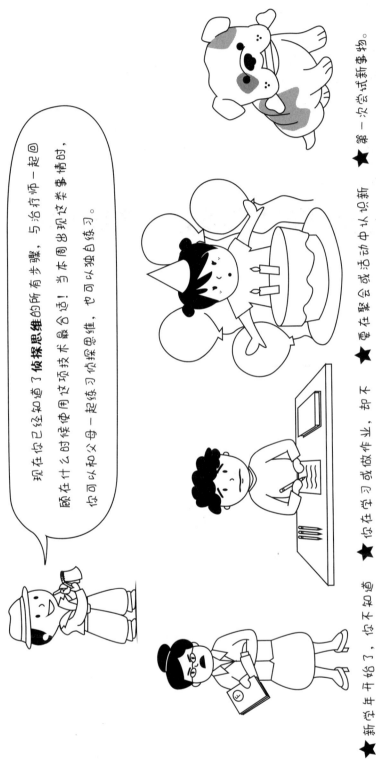

现在您已经知道了**侦探思维**的所有步骤,与治疗师一起回顾在什么时候使用这项技术最合适!当您遇到这类事情时,您可以和父母一起练习侦探思维,也可以独自练习。

★ 第一次尝试新事物。

★ 需要害怕或做一些让你害怕的事情,比如害怕狗却要接近狗,或者害怕电梯却要乘坐电梯。

★ 要在聚会或活动中认识新的伙伴。

★ 聚会中有人或发生的一些事让你感到被冷落。

★ 受邀请参加一些有趣的活动,但你心情沮丧不想去。

★ 你在学习或做作业,却不知道如何的才能完成。

★ 即将参加考试或拿到考试成绩,但不确定自己考得怎么样。

★ 你认为你拿到的考试成绩评定不公平,你感到很生气。

★ 新学年开始了,你不知道老师是很友善的呢,还是看起来很凶。

★ 在学校因为其他孩子或老师说了一些你不喜欢的话而感到生气或难过。

图 6.1

何时使用侦探思维

工作表 6.4：针对儿童在家使用的侦探技术

本周请和父母一起或者独自留意一次你掉入思维陷阱时的状况。

请记住，思维陷阱是发生得非常快的想法，通常会导致强烈的情绪，比如焦虑、伤心、害怕或生气。在我们掉入思维陷阱后，很难对情境产生其他的想法，也很难让自己平静下来。

以下侦探思维的步骤可以帮助我们很好地应对思维陷阱，学习成为更加灵活的思考者！

★ 发生了什么？ _____

_____

★ 你有哪些想法？ _____

_____

对正在发生的事情的最佳猜想	线索
发生的可能性有多大（0~100%）	★ 思维陷阱是什么？ _____ ★ 过去发生了什么？我以前处理过这种情况吗？ _____ _____ ★ 我是否百分之百确定我的情绪性想法是真实的？ _____ ★ 还有其他可能吗？ _____ ★ 现在这种情况是否有好的方面？ _____ _____ ★ 如果我的情绪性想法是真实的，我能应对吗？ _____

检验你的最佳猜想	我有什么应对的想法？
发生的可能性有多大（0~100%）	_____ _____

（第7次儿童会谈）

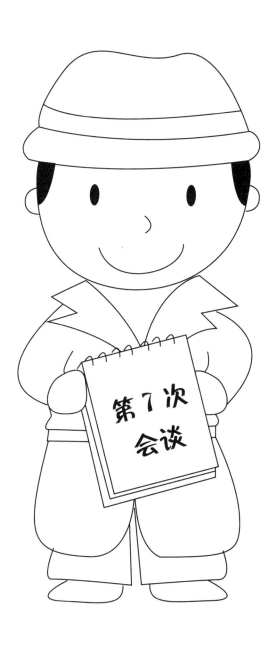

在本次会谈中，我们将会：

1. 一起玩游戏，学会一种叫作**问题解决**的新技术；

2. 当我们身处困境时，练习使用问题解决技术来帮助我们摆脱困境；

3. 学会如何和其他人一起使用问题解决技术，比如朋友或家人。

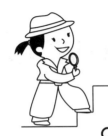

问题解决是另一种情绪侦探技术，你可以用它来帮助你摆脱你也不知道应当怎么应对的困难情境（比如，你感觉时间不够用来做作业了，或者和父母吵架了）。以下是成为一名优秀的问题解决者的几个步骤！

尼娜的问题解决步骤

1 定义问题
你对问题的界定会影响你选择的解决方案。把问题写下来的时候尽量保持简洁！
- 举例："我想把数学学得更好，但我不确定怎么做才有用。"
- 举例："我害怕周六晚上去参加生日聚会，因为那里的人我可能一个都不认识。"

2 对解决方案展开头脑风暴
想出几个解决方案或者说出你能做的事情会有所帮助。先试着不要决定哪个解决方案是好的或是坏的。只是想出可能有帮助的想法。
总是去想出至少一个看似傻乎乎的解决方案，让头脑可以更加灵活地思考问题。

3 列出每个解决方案的优点和缺点
对你想到的每一个可能的解决方案或点子，试着列出至少一个好的方面和一个坏的方面。

4 选择一个解决方案，并尝试一下
根据你的优缺点清单，选择一个点子并尝试一下。具体说明你将如何以及在何时将解决方案付诸实践。

5 如果需要，重复问题解决步骤
如果你尝试的第一个解决方案不起作用，可以尝试第二个，或者回到第一步再试一次。改变描述问题的方式，或者思考其他解决方案，可能会有帮助。

图 7.1

问题解决步骤

工作表 7.1：问题解决游戏

　　我们这些情绪侦探有很多不同的技术来帮助自己解决情绪的谜题。

　　今天，我们将一起学习问题解决的步骤。

　　让我们先练习解决一个比较容易的问题，把更困难的问题留到今天晚些时候再来解决。

1 定义问题

不用手就把玩具移到房间另一头！

2 对解决方案展开头脑风暴

(1)＿＿＿＿＿＿＿＿＿＿＿＿＿＿＿＿＿＿＿＿＿＿＿＿

(2)＿＿＿＿＿＿＿＿＿＿＿＿＿＿＿＿＿＿＿＿＿＿＿＿

(3)＿＿＿＿＿＿＿＿＿＿＿＿＿＿＿＿＿＿＿＿＿＿＿＿

(4)＿＿＿＿＿＿＿＿＿＿＿＿＿＿＿＿＿＿＿＿＿＿＿＿

(5)＿＿＿＿＿＿＿＿＿＿＿＿＿＿＿＿＿＿＿＿＿＿＿＿

3 列出每个解决方案的优点和缺点

解决方案	优点	缺点
(1)	＿＿＿＿＿＿＿＿＿	＿＿＿＿＿＿＿＿＿
(2)	＿＿＿＿＿＿＿＿＿	＿＿＿＿＿＿＿＿＿
(3)	＿＿＿＿＿＿＿＿＿	＿＿＿＿＿＿＿＿＿
(4)	＿＿＿＿＿＿＿＿＿	＿＿＿＿＿＿＿＿＿
(5)	＿＿＿＿＿＿＿＿＿	＿＿＿＿＿＿＿＿＿

4 选择一个解决方案，并尝试一下！

我的方案是：

工作表 7.2：问题解决练习

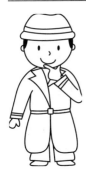

　　既然你了解了一些问题解决的知识，你能帮助杰克解决他一直以来的问题吗？杰克已经开始填写问题解决步骤表了，但还需要一些帮助才能完成。

　　杰克说："我真的很喜欢玩电子游戏，但是现在妈妈不让我玩了。上周我缺了几天课，还有一些作业没有完成。妈妈说在学习成绩提高之前，我都不能玩电子游戏。有时候，我感觉情绪低落，不想去上学，不想做家庭作业，不想做任何事情，我只想玩电子游戏！"

---

1 定义问题

　　杰克很想玩电子游戏，但在他成绩提高之前这是不被允许的。

2 对解决方案展开头脑风暴

　　(1) 我可以在父母不在家时偷偷玩。

　　(2) 我可以在学校里努力学习，在下次考试中取得更好的成绩。

　　(3) 我可以到苏琪家，在她那里玩电子游戏。

　　(4) _____

还有其他办法吗？　　(5) _____

3 列出每个解决方案的优点和缺点

解决方案	优点	缺点
(1)	只要不被发现，我就可以不用努力学习也能玩电子游戏。	我有可能被发现，惹来更大的麻烦。
(2)	我可以用正确的方法赢回玩游戏的许可！	当我情绪低落时，很难好好复习。
(3)	我可以在苏琪家里玩电子游戏。	如果我在别人家玩电子游戏，妈妈可能会非常生气。
(4)		
(5)		

4 选择一个解决方案，并尝试一下！

杰克的方案可能是：

你可以再帮助尼娜解决她的问题吗？很多孩子有时会在和其他孩子或和家庭成员相处时出现问题。和你的治疗师一起，帮助尼娜解决她的问题。

尼娜说："嗯，我最近对我最好的朋友非常生气。上个周末，她举办了一个聚会，却没有邀请我！我在周六知道了以后哭了好久。我真的非常生气和难过！周一在学校见到她，我太生气了，我甚至整整一天都没有看她一眼。"

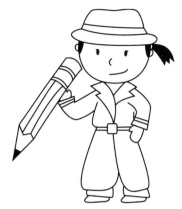

---

①定义问题

---

②对解决方案展开头脑风暴

(1)_____

(2)_____

(3)_____

(4)_____

(5)_____

③列出每个解决方案的优点和缺点

这些方案有哪些好的和不好的地方？

解决方案	优点	缺点
(1)	_____	_____
(2)	_____	_____
(3)	_____	_____
(4)	_____	_____
(5)	_____	_____

④选择一个解决方案，并尝试一下！

尼娜的方案可能是：

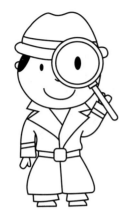

也许我们可以一起努力，试着帮助你解决你可能遇到的问题！

你的问题可能和学校、朋友及父母有关，或者你不知道应该如何去做一件事。

看看你或治疗师是否可以想出一个问题，并一起练习解决！

---

①　**定义问题**

---

②　**对解决方案展开头脑风暴**

　　(1)＿＿＿＿＿＿＿＿＿＿＿＿＿＿＿＿＿＿＿＿＿＿＿＿

　　(2)＿＿＿＿＿＿＿＿＿＿＿＿＿＿＿＿＿＿＿＿＿＿＿＿

　　(3)＿＿＿＿＿＿＿＿＿＿＿＿＿＿＿＿＿＿＿＿＿＿＿＿

　　(4)＿＿＿＿＿＿＿＿＿＿＿＿＿＿＿＿＿＿＿＿＿＿＿＿

　　(5)＿＿＿＿＿＿＿＿＿＿＿＿＿＿＿＿＿＿＿＿＿＿＿＿

---

③　**列出每个解决方案的优点和缺点**

解决方案	优点	缺点
(1)	＿＿＿＿＿＿＿＿＿＿＿	＿＿＿＿＿＿＿＿＿＿＿
(2)	＿＿＿＿＿＿＿＿＿＿＿	＿＿＿＿＿＿＿＿＿＿＿
(3)	＿＿＿＿＿＿＿＿＿＿＿	＿＿＿＿＿＿＿＿＿＿＿
(4)	＿＿＿＿＿＿＿＿＿＿＿	＿＿＿＿＿＿＿＿＿＿＿
(5)	＿＿＿＿＿＿＿＿＿＿＿	＿＿＿＿＿＿＿＿＿＿＿

---

④　**选择一个解决方案，并尝试一下！**

我的方案是：

工作表 7.3：在家与他人一起进行问题解决

今天我们先一起解决了一个很傻的问题，然后帮助杰克和尼娜解决了一些他们在学校或者朋友之间发生的问题，还讨论了我们可能需要解决的其他问题。

本周请与父母一起或者自己独立使用以下步骤，解决你可能在与朋友、家人或者其他孩子之间遇到的问题。

这些问题可以是你在学校感到被忽视，老师说了一些让你不开心的话，兄弟姐妹惹恼了你，或是和父母发生了争吵。

定义问题
我要解决的问题是…… _____

对解决方案展开头脑风暴
1. _____
2. _____
3. _____
4. _____
5. _____

列出每个解决方案的优点和缺点	
优点	缺点
_____	_____
_____	_____
_____	_____
_____	_____
_____	_____

选择一个解决方案，并尝试一下！
我的方案是…… _____

 记住……如果需要，可以重复使用问题解决的步骤！

（第8次儿童会谈）

在本次会谈中，我们将会：

1. 使用一种新的情绪侦探技术来**体验我们的情绪**，同时学习觉察当下的三个步骤；

2. 使用五种感官来练习这些**觉察当下的步骤**；

3. 了解及练习**非评判觉察**，这是另一种觉察方式，能帮助我们成为体验自身情绪的专家。

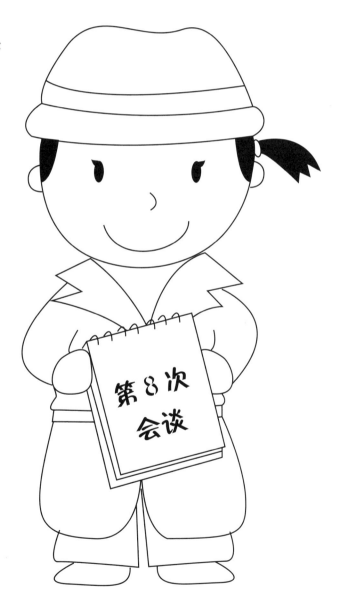

我们今天要学习一项新的情绪侦探技术，叫作"体验我的情绪"。我们将使用**觉察当下**技术来将注意力集中在此时此刻发生的事情上。

要做到觉察当下，有三个重要的步骤：注意它，对我们自己描述它，以及在此时此刻体验它。今天，我们将一起做一些有趣的活动来练习这三个步骤！

★ **注意它**

使用五种感官（视觉、嗅觉、味觉、触觉和听觉）来观察你的身体内部及周围正在发生什么。只聚焦于你此时此刻注意到的事情！

★ **描述它**

在自己心里描述它的情况，或写下你注意到的情况。

★ **体验它**

试着将注意力尽可能长时间地集中在"此时此地"；多观察、多倾听，同时留意自己身体内部的感受。

请记住：当你留意到一个分散
你注意力的想法或者评判时，轻轻
地把自己拉回到当下就可以了。

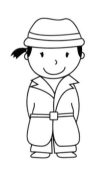

图 8.1

注意它、描述它、体验它

工作表 8.1：练习我的觉察步骤

和治疗师合作一起练习注意它、描述它的步骤，并体验此时此刻你的身体和周围正在发生的事情。

首先，听一听治疗师告诉你的练习方法，然后填写下面的方框。

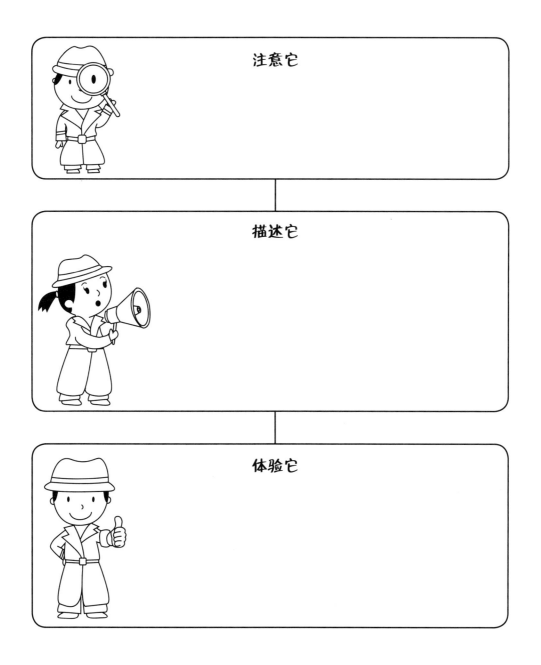

工作表 8.2：用五感来觉察

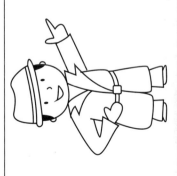

让我们一边玩"五感游戏"，一边用"注意它""描述它""体验它"这三个步骤来进行觉察当下的练习。在玩游戏的时候，我们会同时使用所有的五感，通过"看一看、听一听、闻一闻、尝一尝和摸一摸"，近距离地把真关注不同的事物。稍后，我们会使用同样的技术来关注我们难以应对的情绪！

你身边有什么	研究糖果练习	鹅卵石辨别练习	橡皮泥练习
• 注意它 _____	• 注意它 _____	• 注意它 _____	• 注意它 _____
• 描述它 _____	• 描述它 _____	• 描述它 _____	• 描述它 _____
• 体验它 _____	• 体验它 _____	• 体验它 _____	• 体验它 _____

和治疗师合作使用"五感游戏"进行觉察当下的练习。以下是一些可以采用的游戏玩法。

你身边有什么

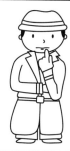

看看你的周围。让你的眼睛放松，不要为了寻找什么或为了去什么地方而看那里。只是看看你周围有什么。当你注意到你所看到的，就让你的思维放慢。

从整体开始：注意桌子、椅子、墙壁、图画、门。然后开始加入一些小细节：你的手，你的手指，它们在触摸什么。注意不同的色调和光线。也许你所在的房间有一面墙在阴影里，而照射在另一面墙上的光线充足。使用你的其他感官：灯是否在发出嗡嗡声？能听到有车经过吗？有人走过吗？用你的感官，即你的眼睛和耳朵去注意它们。现在，让我们把注意力集中在你面前的东西或你正在做的事情上。注意它，并对自己描述它。

研究糖果练习

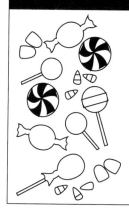

你是一个来自遥远星球的外星人。在你到地球的第一天，你在盘子里发现了一些糖果。你以前从没见过它们。现在，你从盘子里拿起一块糖果。注意这块糖果，仔细看着它，好像你从来没见过一样。在手指间感受它，注意它的颜色。用你的触觉、听觉和视觉更好地注意这块糖果。觉察你对这块糖果的任何想法，即使你不喜欢它。现在，重新聚焦于这块糖果，把它举到鼻子前闻一闻。最后，你要运用味觉，把糖果放在嘴唇间，觉察到你的手臂带动着手，把它递到你的嘴边，甚至觉察到你的嘴和大脑对吃糖果感到兴奋（或厌恶——这里的答案没有对或错）。把糖果放进嘴里慢慢咀嚼，感受糖果真正的味道。用嘴含住它。然后密切注意当你咽下它时，它顺着喉咙滑下去的感觉。在你准备好后，拿起另一块不同的糖果，再重复一遍这个过程，就好像这是你见到的第一块糖果一样。

橡皮泥练习

拿起一个橡皮泥球，看着它，但不去捏它。注意自己产生的任何感受，比如想去玩彩泥。然后描述自己的感官注意到的关于彩泥的事情。最后，用彩泥捏点什么。

鹅卵石辨别练习

治疗师会给你一些石头或鹅卵石来做这个练习。闭上眼睛，拿起其中一块鹅卵石或石头。当你闭上眼睛的时候，用其他感官去尝试注意你所挑的鹅卵石或石头。把你注意到的关于石头的任何事情告诉自己。几分钟后，保持眼睛闭着的状态，把鹅卵石或石头放回石堆里。然后睁开眼睛，用其他感官试着找到哪块鹅卵石是你刚才拿起的。

图 8.2

觉察当下的练习

工作表 8.3：在家中的觉察练习

在本周内，试着在家里完成一项觉察练习，可以和父母一起完成，也可以独自完成。可以使用觉察当下的技术来玩五感游戏，也可以在出现难以应对的情绪（如焦虑、伤心、害怕或生气）时使用非评判觉察技术。在家里练习"注意它""描述它""体验它"的情绪侦探技术时，填写下方工作表中的三个步骤。

现在可能是练习觉察步骤的好时机

注意它

_____

_____

_____

描述它

_____

_____

_____

_____

_____

体验它

_____

_____

_____

_____

（第9次儿童会谈）

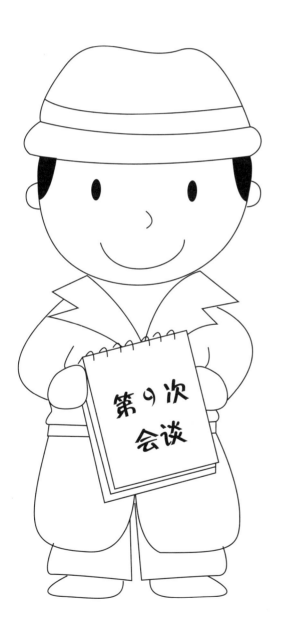

在本次会谈中，我们将会：

1. 回顾到目前为止学习的情绪侦探技术；

2. 提醒自己什么是科学实验，并在本次会谈中进行一次练习；

3. 学习使用科学实验来直面恐惧及其他强烈的情绪；

4. 在进行"科学实验"的同时，练习"注意它""描述它""体验它"三步骤。

工作表 9.1：我的情绪侦探技术

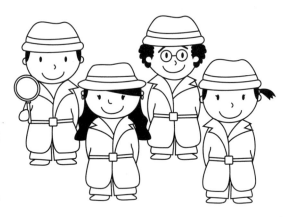

在这个训练营里，你已经学会了许多情绪侦探技术！

你已经是一名优秀的情绪侦探了，杰克、苏琪、达雷尔和尼娜都要请你来帮帮忙。

你能不能帮他们想一想，在下面的每个情境中，他们应该使用哪一种情绪侦探技术呢？

你可以利用本页最下方的技术库来帮你做决定，看看他们应该使用哪一种技术。

情境	使用的技术
杰克要在班上做一次课堂汇报，他的心跳非常快。	
苏琪今天生病在家，但明天有个小测验。她错过了一些学习内容，需要搞清楚自己该做什么。	
达雷尔今天情绪低落。妈妈正忙于工作，因此他只能坐在一旁，感觉更加无聊和伤心。	
尼娜正尝试玩乒乓球，却忍不住回想和父母发生的争吵，感到很愤怒，几乎无法将注意力集中在乒乓球上。	
苏琪最好的朋友感染了肠胃病毒，苏琪认为自己今天去探望了朋友，所以肯定会染上这种病毒。	

技术库			
身体扫描	侦探思维		
	觉察当下		问题解决
有趣的活动		识别思维陷阱	

工作表9.2：科学实验游戏

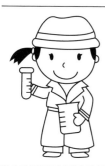

我是尼娜！你还记得我们以前讨论过科学实验吗？还记得我们练习做出"相反的行为"（与我们的情绪让我们做的事情相反）的科学实验时发生了什么吗？今天，我们将再次回顾科学实验的几个步骤！

在你练习这种新型的科学实验时，和治疗师一起填写下面的步骤。

> 我们正在进行的科学实验是：

1. 提出一个问题

2. 做出一个猜想

3. 尝试实验

4. 观察实验结果

5. 再次尝试实验！

治疗师会和你一起学习接下来这两页。这些图会帮助我们了解为什么体验自己的感受很重要，即使在体验时伴随着强烈的情绪。

我们将用杰克怕狗的例子来解释，科学实验是怎样帮助我们面对困难情境的，比如面对杰克身边有一只狗的这个情境，以及随着时间的推移，科学实验如何帮助我们感觉更好！

情绪曲线：回避/逃避

请看左边这张图。杰克非常害怕狗。如果他看到一只狗，因为非常害怕狗，就会必现左图的情况。逃跑使杰克在情绪温度计上的恐惧程度迅速下降，在此时此刻感觉很好。但是，我们此前在训练营中了解到，当我们害怕的时候，逃跑可能会使我们进一步陷入回避的循环中，从长远来看会让我们更加害怕。

情绪曲线：习惯化

现在看看右边的图。如果在上面的例子里，杰克不去回避那只狗，他的恐惧程度会随着时间的推移而逐渐降低。让情绪停留在当下（或许可以通过"注意它、描述它、体验它"的步骤来帮忙！），不去回避那只狗，杰克的恐惧情绪自然就会降下来。对于这个现象，我们起了一个很棒的名字：习惯化！

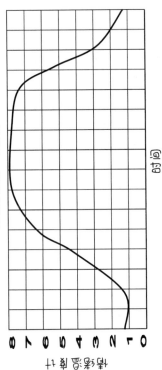

图9.1
一种新型的科学实验

现在到了我们学习为什么要反复体验情绪的时候了。在第一张图中，你能看到当杰克从狗身边跑开时，他的恐惧程度下降得非常快。由于他马上就感觉好多了，因此对他来说，每次都从狗身边跑开似乎是一个好主意。我指的是慢慢地感觉到情绪改善，谁愿意慢慢等着情绪变好呢？

但第一张图的问题在于，如果杰克以后不得不待在有狗的地方，他可能还没有学会如何与狗打交道，也没有学会会如何应对自己对狗的恐惧。因此，如果再看到狗，他更有可能继续跑开。

让我们看看如果杰克反复练习待在狗的身边会发生什么。请看下一张图。

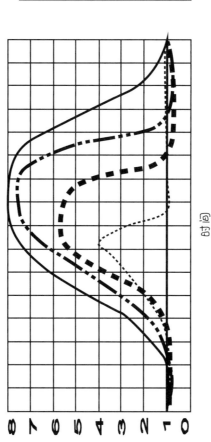
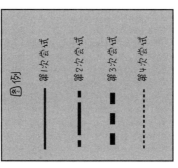

情绪曲线：练习带来的习惯化

图例

第 1 次尝试
第 2 次尝试
第 3 次尝试
第 4 次尝试

痛苦程度
时间

这张图显示，即使很难做到待在狗附近，只要杰克越多地练习待在狗（当然是安全的狗）附近，他的恐惧情绪就会下降得越多，恐惧情绪持续的时间也会变得越短。杰克越多尝试在狗身边待着，他对狗的恐惧就会越少！

我们认为，如果你也去练习体验强烈的情绪，如惊恐、伤心、担忧和恐惧，像上图一样的情况也会发生。但我们并不期望你立刻相信我们的话。让我们再做一些科学实验，看看当我们练习一直面对情绪的时候，情绪是否会随着时间的推移变得不那么强烈！

图 9.1（续）

表单 9.1：情绪性行为表（儿童版）

　　请与父母和治疗师合作，弄清楚你何时会感受到强烈的情绪，以及在这些时候，情绪会让你想做出哪些行为。想一想你在感受到强烈情绪时所做的事情，比如回避、逃跑，或者做一些让你陷入困境的事情。然后把它们写在让你体验到强烈情绪的情境下边。与父母一起使用下面的情绪温度计，让他们使用父母版的表单帮助你。在你没想出的每一种情境中，对你感受到的强烈情绪的程度评分。你和父母稍后将使用表单的最后一列（你有解决它吗？），写下你们在哪些情境下进行了直面情绪的练习！

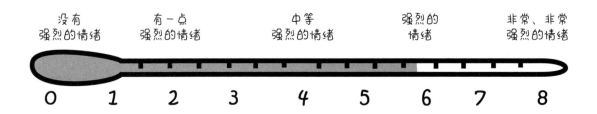

情境	情绪性行为	情绪有多强烈？ （0—8分）	你有解决它吗？ （有/没有）

（第 10 次儿童会谈）

在本次会谈中，我们将会：

1. 学习如何使用科学实验来直面情绪；

2. 学习什么是"安全行为"；

3. 练习一项科学实验来直面强烈的情绪；

4. 为在家里和会谈中进行更多直面情绪的"科学实验"制订计划。

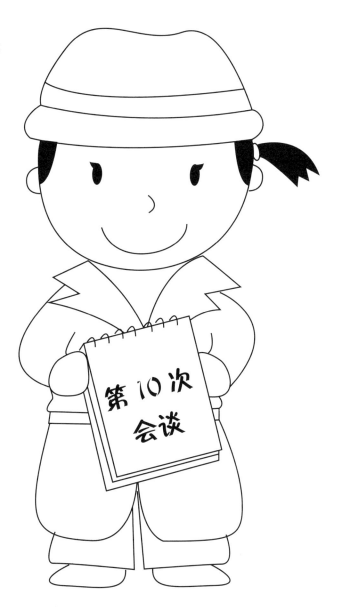

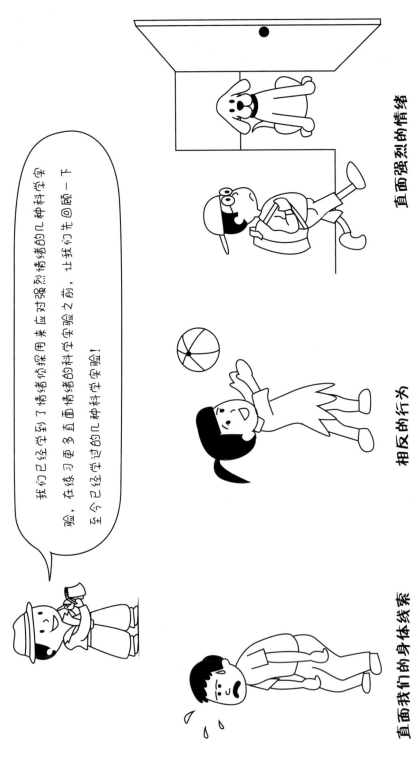

直面我们的身体线索

做一些事情来故意感受到自己的身体线索，比如跑步或者屏住呼吸，观察这些感受随着时间发生的变化。

相反的行为

当情绪要我们去做什么的时候，采取相反的行为，比如感觉伤心的时候反而去做开心的事情！

直面强烈的情绪

我们接近并待在一个情境中，即使这个情境会引发我们强烈的情绪，还会让我们心怕。比如，如果我们怕狗，可能要试着鼓起勇气，无论如何都要慢慢地做到能待在狗的附近。

我们已经学到了情绪你采用来应对强烈情绪的几种科学实验，在练习更多直面情绪的科学实验之前，让我们先回顾一下至今已经学过的几种科学实验！

图 10.1
科学实验类型

有时，我们可能会觉得，只有身边有特殊的东西或人时，我们才能直面自己的情绪。作为情绪侦探，我们可能要练习在不具备安全行为的情况下直面自己的情绪。因为这样我们才能学习到，自己可以勇敢地独自面对情绪。

请了解下面列出的安全行为，如果其中有你的安全行为，请在文字描述右边的方框内打钩。你可以和治疗师进一步讨论这些安全行为！

让父母陪伴

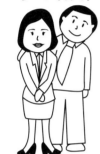

所有情绪侦探都爱自己的父母！在妈妈或爸爸身边，任何人都会感到更安全。然而，当你勇敢地做一些让你感受到强烈情绪的事情时，我们希望即使没有父母在身边，你也能尝试去做（只要你单独做是安全的）。因此，如果你与妈妈或爸爸一起练习直面强烈的情绪，就问问他们，下次你是否可以自己尝试，或在学校等父母一般不在的地方练习。

我这么做了吗？
□

让朋友陪伴

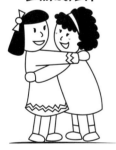

有些情绪侦探会让朋友帮助他们变得勇敢。有朋友是一件好事，我们希望所有情绪侦探都有朋友。但是，当勇敢面对难以应对的情绪时，我们希望你能尝试自己一个人去做！所以，如果你和朋友一起练习直面强烈的情绪，那很好！但是你也要尝试自己一个人练习。

我这么做了吗？
□

分散注意力及带着安全物品

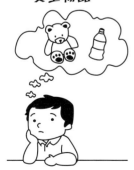

有些情绪侦探在直面强烈情绪时，会试图通过思考或做其他事情来转移注意力（比如，想一个最喜欢的玩具或随身带一个水瓶）。记得使用"注意它""描述它""体验它"的步骤，意识到自己正在这样做，并停留在当下。

我这么做了吗？
□

图 10.2

安全行为

工作表 10.1：共同直面强烈情绪的实验

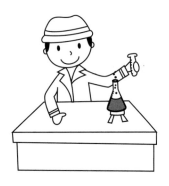

作为情绪侦探，我们已经教会了你科学实验的所有步骤，你也和治疗师一起或者在家里练习了很多科学实验。现在，我们准备在团体中一起做第一个**直面情绪的实验**。

治疗师会告诉你要进行什么实验。记住在实验过程中写下你的实验步骤，并在实验过程中根据需要使用"注意它""描述它"和"体验它"的技术，以便停留在当下。

1. 从给活动起名开始

_____

_____

2. 做出一个猜想

_____

_____

3. 尝试进行实验

_____

_____

4. 观察实验结果

_____

_____

5. 再次尝试实验！

_____

_____

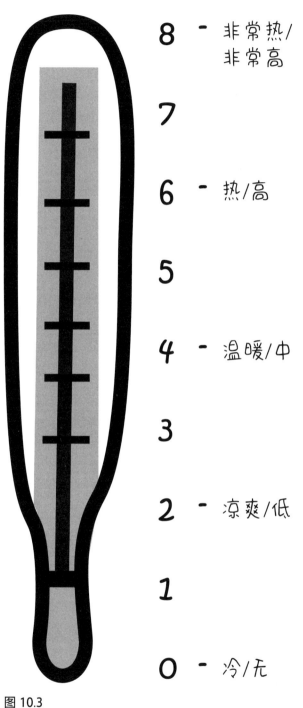

8 - 非常热/
　　非常高

7

6 - 热/高

5

4 - 温暖/中

3

2 - 凉爽/低

1

0 - 冷/无

当你直面强烈的情绪时，治疗师会在每次暴露练习前、练习中和练习后让你对自己感受到的情绪强度评分。

这是为了帮助你认识到，虽然一开始直面强烈情绪真的很困难，但是通过练习，它会变得越来越容易。即使你只是让强烈的情绪待在那里，不做任何事情来让它们消失，这些情绪也会随着时间的推移而减少！

图 10.3

情绪温度计

表单 10.1：我的情绪梯子（家庭练习版）

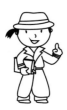 与父母和治疗师合作，确定你直面强烈情绪的第一个目标。然后，将这个目标分解成更小的步骤。记住，在尝试真正困难的事情之前，我们先从面对稍微容易的事情开始，因为直面情绪会随着不断练习而变得更容易！勇敢地直面情绪是一项艰巨的任务，你也会因为直面强烈的情绪而得到奖励。

目标：_____
_____

一次只登一级：

奖励：

10.

9.

8.

7.

6.

5.

4.

3.

2.

1.

（第11—14次儿童会谈）

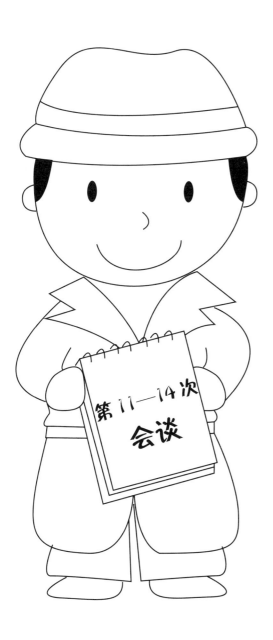

在这几次会谈中，我们将会：

1. 在会谈中使用情境性情绪暴露来直面强烈的情绪；

2. 与父母一起，继续在家中练习情境性情绪暴露。

你好啊，情绪侦探！我是杰克，欢迎你回来。迄今为止，你的情绪侦探技术学习得好极了！

要记得，如果想要成为与我和尼娜一样的情绪侦探，你还需要练习！在接下来的几次会谈中，我们会去做那些带给我们强烈情绪的事情，随着我们更多地练习，这些困难的情境就不再那么让人害怕、伤心或者不舒服了！

在我们今天继续练习勇敢地面对强烈情绪之前，让我们再次回顾直面强烈情绪的几个步骤！

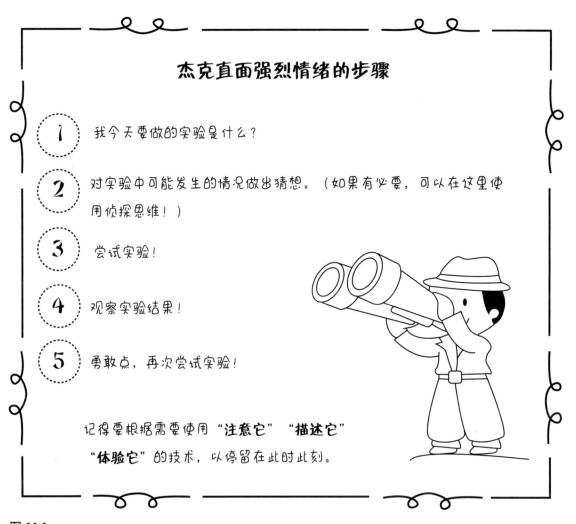

杰克直面强烈情绪的步骤

1 我今天要做的实验是什么？

2 对实验中可能发生的情况做出猜想。（如果有必要，可以在这里使用侦探思维！）

3 尝试实验！

4 观察实验结果！

5 勇敢点，再次尝试实验！

记得要根据需要使用"**注意它**""**描述它**""**体验它**"的技术，以停留在此时此刻。

图 11.1

共同直面强烈的情绪——回顾

表单 11.1：我的情绪梯子（第 11 次儿童会谈）

　　为了第 11 次儿童会谈及会谈后在家学习，我们准备了新的情绪梯子。保持勇气继续学习，攀登你的情绪梯子吧！

目标：＿＿＿＿＿＿＿＿＿＿＿＿＿＿＿＿＿＿＿＿＿＿＿＿＿＿＿＿＿＿＿＿＿

一次只登一级：

奖励：

10.

9.

8.

7.

6.

5.

4.

3.

2.

1.

表单 11.2：我的情绪梯子（第 12 次儿童会谈）

继续攀登这些情绪梯子！让我们看看你的情绪性行为表，还有什么内容能为你的情绪梯子找到一个新目标。

目标：＿＿＿＿＿＿＿＿＿＿＿＿＿＿＿＿＿＿＿＿＿＿＿＿＿＿
＿＿＿＿＿＿＿＿＿＿＿＿＿＿＿＿＿＿＿＿＿＿＿＿＿＿＿＿

一次只登一级：

奖励：

10.

9.

8.

7.

6.

5.

4.

3.

2.

1.

表单 11.3：我的情绪梯子（第 13 次儿童会谈）

又到了攀登情绪梯子的时候了。记得和治疗师一起看看情绪性行为表，为直面强烈情绪寻找新目标。

目标：_____
_____

一次只登一级：

奖励：

10.　_____

9.　_____

8.　_____

7.　_____

6.　_____

5.　_____

4.　_____

3.　_____

2.　_____

1.　_____

表单 11.4：我的情绪梯子（第 14 次儿童会谈）

哇！你真的很棒！你很勇敢，直面了强烈的情绪！我们试试看，再从你的情绪性行为表里找一个目标。干得好，情绪侦探！你做到了！

目标：_____

_____

一次只登一级：

奖励：

10.

9.

8.

7.

6.

5.

4.

3.

2.

1.

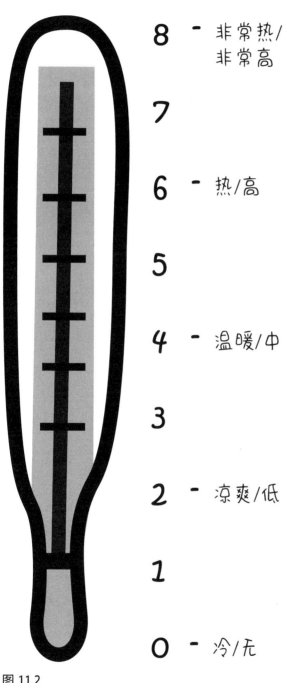

8 - 非常热/
非常高

7

6 - 热/高

5

4 - 温暖/中

3

2 - 凉爽/低

1

0 - 冷/无

在练习情境性暴露时，记得使用情绪温度计，以便治疗师或父母了解你感受到的情绪强度！

你可能会注意到，随着练习的增加，你的情绪水平会下降。即便在最艰难的暴露过程中也是一样！

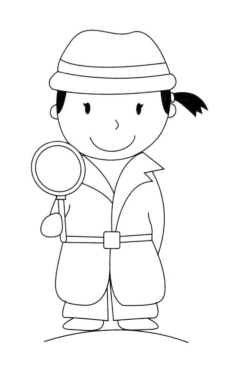

图 11.2

情绪温度计

第 12 章　轻松技术：保持放松快乐

（第 15 次儿童会谈）

在这次会谈中，我们将会：

1. 回顾在情绪侦探训练营中学到的技术；

2. 为将来如何直面强烈的情绪做计划；

3. 庆祝你成为一名情绪侦探！

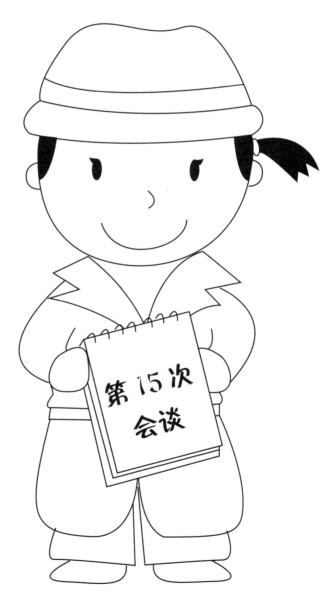

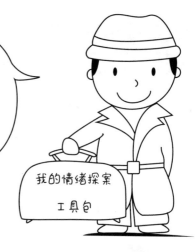

为了应对那些难以应对的情绪，你已经学习了很多很棒的技术！

让我们花几分钟回顾一下至今学过的所有技术，以前做过的有趣活动有助于我们记住这些技术！

我的情绪探案工具包

技术	有趣的活动
感受技术：观察我的感受 情绪包括三个成分：感受、想法和行为。	真假警报
	情绪温度计
	相反的行为实验
	情绪与活动日记
	找到身体线索
	如何进行身体扫描
想法技术：看看我的想法 记住你的思维陷阱！	思维陷阱的代表角色
	灵活思维
侦探技术：使用侦探思维和问题解决 使用侦探思维来解决思维陷阱！	谜题游戏
	侦探思维
	问题解决
情绪技术：体验我的情绪 如何直面自己强烈的情绪！	注意它、描述它、体验它
	觉察当下和非评判觉察
	直面强烈情绪

图 12.1

我的情绪探案工具包

工作表 12.1：盘点我获得的所有成就

在过去的许多周里，我们学习了如何成为一名情绪侦探，你一直表现得勇敢而坚强！和治疗师一起讨论或记录你在这个训练营中做过的事情，尤其是那些让你觉得骄傲的事情。然后，试着思考并记录你学到的东西，以及当你的朋友面临强烈的情绪（如担心、害怕、愤怒和伤心）时，你要怎样教他们去应对？

1. 关于这次训练营，你对什么印象最为深刻？

_____

_____

_____

2. 当你要应对强烈的情绪时，你应该做什么？

_____

_____

_____

3. 面对被强烈情绪困扰的同龄人，你会告诉他们什么呢？

_____

_____

_____

4. 你对未来有什么期望？

_____

_____

_____

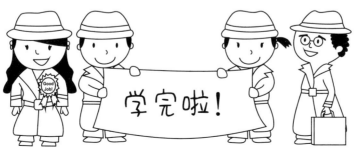

工作表 12.2：成为我自己的治疗师

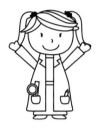

现在你学习了我们所有的情绪侦探技术，你已经可以成为自己的治疗师了！

有时候，你可能仍然会感受到强烈的情绪（每个人都会这样！），不过作为情绪侦探，你应该可以在出现强烈情绪时使用学过的技术！请和治疗师合作制订一些计划，继续练习如何应对强烈的情绪。

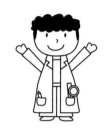

1. 你还希望针对什么事情或情境继续练习？

_____

_____

_____

_____

_____

2. 你能如何应对这些事情或情境？

_____

_____

_____

_____

3. 在接下来的几周里，你打算使用什么技术来保持进步，继续向着目标前进？

_____

_____

_____

_____

_____

工作表 12.3：情绪侦探毕业证书

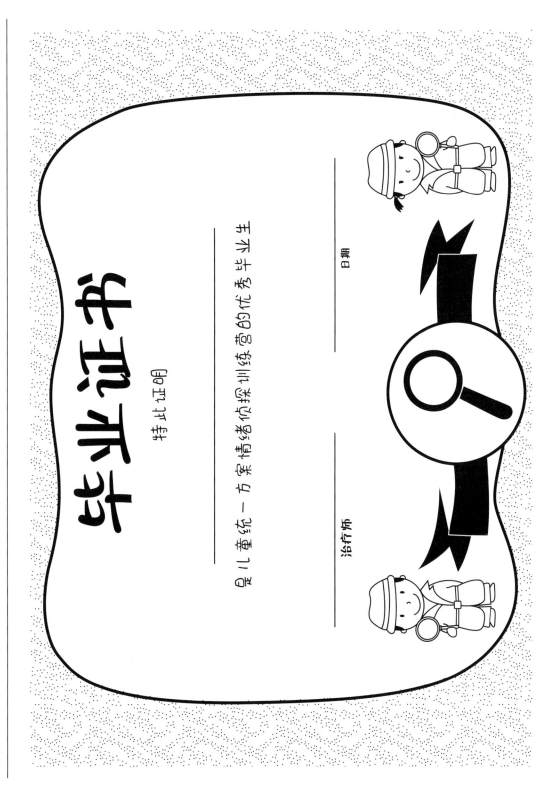

毕业证书

特此证明

_____ 是儿童统一方案情绪侦探训练营的优秀毕业生

治疗师 _____

日期 _____

父母篇

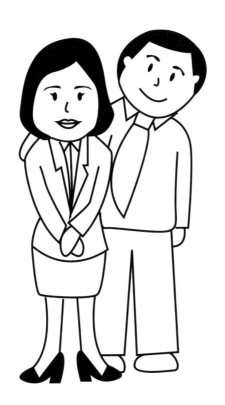

第13章 观察我的感受

（第1—4次父母会谈）

- 熟悉本治疗项目的结构和"感想真轻松"技术
- 了解情绪体验的三成分模型
- 了解回避行为及其他情绪性行为的循环

熟悉本疗法

　　欢迎来到儿童情绪障碍跨诊断治疗的统一方案（简称儿童统一方案）治疗项目！这个方案专为那些经历强烈的情绪（如伤心、焦虑和愤怒），又较难用有益或有效的方式管理情绪的儿童而设计。对很多儿童来说，他们的情绪常常像一个谜。这些情绪不但有时令儿童很难识别，而且似乎经常无缘无故地出现，并可能会以令人困惑或讨厌的方式影响其行为。在本治疗项目中，你的孩子将学习成为我们所称的情绪侦探，以此来学习解决他们的情绪谜题。作为经历强烈情绪的儿童的父母或监护人，你在本治疗项目中也扮演着重要角色。你和孩子的心理治疗师将成为孩子的侦探团队。

　　要做到这一点，你首先需要学习你的孩子在本治疗项目中学习的技术，这样你就可以指导孩子在何时以及如何使用这些技术了。你的孩子将在每一次会谈中学到很多东西，为了确保你也了解这些技术，父母与孩子一起参加每一次会谈是很重要的。这样你就能有效地指导孩子在家使用这些技术。为了帮助你记住每次会谈的日期，图 13.1 提供了治疗日程。

侦探在试图解决一个谜题时会寻找线索；同样，儿童在本治疗项目的每次会谈中会学习不同的"感想真轻松"技术，帮助他们解决自己的情绪谜题。图 13.2（针对父母的"感想真轻松"技术）列出了"感想真轻松"技术的内容，并简要描述了每项技术的目标。我们还发现，对父母来说，练习将"感想真轻松"技术应用到自己的情绪体验中往往也会有所帮助。这样不仅会帮助你掌握这项技术，而且会让你在孩子努力使用某项技术时感同身受，因为你很清楚在自己的生活中应用这些技术是怎样的情形。此外，我们认为这些技术对每个人都有帮助——无论是对成人还是对儿童——因为每个人都需要在有些时候努力管理自己的情绪！

除了学习"感想真轻松"技术之外，孩子的治疗师也会介绍一些有用的养育策略，以便为有强烈情绪的儿童提供支持。养育有情绪障碍的儿童是一个令人沮丧且困惑的过程！但在本治疗项目中，假如所有父母都会尽其所能地帮助他们的孩子，他们可以进一步了解如何在艰难的时刻有效地帮助儿童应对强烈的情绪，进而得到帮助。父母自身可能有焦虑或沮丧的情绪，导致其会在无意中采取维持儿童强烈情绪的养育行为，有时甚至会加剧儿童的情绪性行为。我们把这些不太有用的养育行为称为情绪性养育行为。本治疗项目将帮助你采用相反的养育行为来取代情绪性养育行为。研究表明，这些相反的养育行为是有益和有效的。你将在下一次会谈中进一步了解这些养育行为。

第 5 次会谈	第 4 次会谈	第 3 次会谈	第 2 次会谈	第 1 次会谈
第 10 次会谈	第 9 次会谈	第 8 次会谈	第 7 次会谈	第 6 次会谈
第 15 次会谈	第 14 次会谈	第 13 次会谈	第 12 次会谈	第 11 次会谈

图 13.1
治疗日程

观察我的感受

主题：——了解情绪的目的

　　　——情绪的三个成分

　　　——回避行为及其他情绪性行为的循环

　　　——做出与情绪让你做的相反的行为

看看我的想法

主题：——更清晰地觉察想法

　　　——练习思维的灵活性

使用侦（真）探思维和问题解决

主题：——挑战无益的或不现实的想法

　　　——问题解决

体验我的情（轻）绪

主题：——觉察当下

　　　——情境性情绪暴露

保持放松快乐

主题：——预防复发

　　　——庆祝治疗取得的成果

图 13.2

针对父母的"感想真轻松"技术

情绪体验的三成分模型

　　强烈的情绪会让经历这些情绪的儿童和父母感到困惑和不解。儿童的强烈情绪可能突然出现，没有明显的原因，并且迅速激化或加强。有时，你可能无法确定孩子的感受，孩子可能又很难用语言表达自己的体验。在下一次会谈中，你的孩子会开始学习将这些情绪体验分解成不同的成分，从而练习解开自己的情绪谜题。

　　你和孩子会了解到情绪有三个不同的成分。情绪的想法成分指的是儿童对自己说的话，这些话会导致焦虑、伤心、愤怒或其他情绪。例如，一个和朋友有矛盾并认为"没人喜欢我"的儿童可能会感到伤心或沮丧，而一个在学校惹了麻烦并认为"老师对我太不公平了"的儿童可能会感到生气。情绪的感受成分指的是儿童身体上的线索，这些感受让他知道自己有了强烈的情绪。这类身体线索的例子可以包括：因焦虑而感到心跳加速和颤抖；因抑郁而感到疲惫和无力；因愤怒而感到发热和紧张。情绪的行为成分是指情绪使儿童做什么或想要做什么。例如，感到伤心或抑郁的儿童经常想要独处或睡觉，而感到恐惧或焦虑的儿童可能想要回避任何会引起这种强烈感觉的事物。最后，所有的情绪都有一个诱发因素，或者是导致情绪发生或发展的事物。大多数人认为，诱发因素是一个重大事件，但它也可以是看似微不足道的小事件，比如想到一些令人不快的事情，听到别人谈论一些令人不快的事情，或注意到一种不寻常的身体感觉。

　　使用在本次会谈后提供的工作表 13.1：针对父母的感受技术来帮助你识别你的孩子最近一次情绪体验的诱发因素及其三个成分。你可能还会发现，使用此工作表将你的情绪体验分解为三个成分也很有帮助。在自己身上练习可以帮助你将这项技术应用到孩子的体验中！

回避行为及其他情绪性行为的循环

　　如果你和其他参与治疗的父母一样，那么你决定为孩子寻求帮助的一个原因可能与孩子在经历强烈情绪时的行为方式有关。在本治疗项目中，我们将情绪使我们想要做的行为称为情绪性行为。尽管孩子的情绪性行为现在可能造成了很多困扰或困难，但情绪性行为并不一定是坏事。事实上，许多情绪性行为对我们非常有帮助，因为它们可以保护我们免受危险情况的影响，或者让我们满足自己的需求。例如，如果一辆飞速行驶的汽车向我们驶来，立即跑开是一种有益的情绪性行为，因为它可以让我们逃离危险；如果所爱的人去世了，哭泣是一种有益的情绪性行为，因为它会提醒其他人注意我们现在感觉如何，让他们帮助和支持我们。但是，当我们的情绪不符合实际情况，让我们去做比本来所需要的更多的事情，或者去做比情境所需要的过激的事情时，情绪性行为就会让我们陷入无益的模式。

　　为了理解情绪性行为如何让你的孩子陷入无益的循环，让我们以回避为例——这是感受到强烈情绪的儿童（或成人！）经常使用的一种情绪性行为。例如，你的孩子可能因为不知道谁会在场而对参加生日聚会感到紧张。在最后一刻，你同意让孩子留在家里不去参加生日聚会，因为孩子看起来非常焦虑。由于不必面对引起焦虑的情境，孩子可能会感觉好一些，而你也能继续一天的生活。但是，从长远来看，孩子回避参加生日聚会可能会导致更多问题。为什么？首先，孩子不得不想办法向朋友解释自己为什么没有参加生日聚会，这可能会让孩子在去学校时产生更多焦虑。孩子也没有机会检验他对聚会可能产生的担心是否必要，看看聚会是否可能很有趣，也没有机会练习与不熟悉的孩子交谈。如果没有这些机会，孩子参加下一次生日聚会可能就更难了，尤其是孩子发现第一次回避实际上减少了恐惧。此外，如果孩子继续逃避生日聚会，将来可能就不会再得到这样的邀请了，这会导致更多问题！

　　回避行为并不是唯一导致孩子陷入有问题的模式或循环的情绪性行为。有些儿童可能不会完全回避某种情境，但可能依赖安全行为来减少他们的焦虑或伤心。例如，只在父母在场的情况下参加生日聚会，或者在遇见陌生人时不进行眼神交流。安全行为的问题在于儿童往往依赖它们来渡过困难情境，而没有完全学会适当地应对情境中的压力。一些与愤怒或沮丧等其他强烈情绪做斗争的儿童可能不会回避情境，但可能会做出言语或肢体攻击，因为他们难以承受不舒服的情绪。在接下来的一周内，你要开始考虑带给孩子问题最多的情绪性行为，更重要的是思考你应当与孩子及其治疗师一起设定哪些治疗目标，以便更有效地帮助孩子应对不舒服的情绪。

工作表 13.1：针对父母的感受技术

观察孩子的想法、感受和行为

发生了什么？（诱发因素）

_____

_____

_____

1. 你的孩子想到了什么？（想法）

_____

_____

_____

_____

想法

2. 你的孩子在身体上感觉到了什么？（身体线索）

_____

_____

_____

_____

身体线索

3. 你的孩子做了什么（或者想做什么）？（行为）

_____

_____

_____

_____

行为

第 2 次父母会谈的目标

- 学习如何使用工作表 13.2：双重情绪前中后三阶段追踪表，将孩子的情绪体验与你的反应联系起来
- 了解情绪障碍儿童的父母最常采取的四种情绪性养育行为
- 学习如何减少批评
- 学习如何使用正强化

识别双重情绪的前中后变化

在过去的一周里，你已经开始练习识别构成孩子情绪体验的想法、感受和行为了。当父母第一次开始练习这项技术时，他们通常会发现孩子的情绪在某些方面很令人困惑！有时，孩子的情绪似乎不知从何而来，没有可识别的诱发因素，并且会迅速加重。有时，你可能可以确定诱发因素，但诱发因素似乎与孩子情绪反应的程度非常不成比例。你可能还注意到，孩子有非常强烈的冲动想要回避、远离或攻击引起这些情绪的事物。当儿童经历强烈的情绪时，父母通常会感到很无助，可能很难知道怎样做是最好的：应该安慰孩子，向孩子提供保证，还是给孩子空间让他们自己控制情绪。此外，在这样的情况下，父母可能会自然而然地感到沮丧或不知所措。当这些发生时，父母不仅要弄清楚如何应对孩子的情绪，还要在这个过程中学会如何管理自己的情绪！

作为父母，你是孩子生命中最重要的人之一，你对孩子情绪的反应可能会影响这些情绪的强度、持续时间和频率。你的孩子将在接下来的几次会谈中学习了解自己的情绪，同样，你也将了解和监控自己对孩子强烈情绪的反应。这样有助于你确定自己是否正在使用任何不太有用的情绪性养育行为

（在下一次会谈中讨论）。

　　你将使用工作表 13.2：双重情绪前中后三阶段追踪表开始监控孩子的情绪体验，以及你对这些体验的反应和行为。在本工作表的上半部分，你要写出孩子情绪体验的细节，包括之前（诱发因素）、之中（情绪的三个成分）和之后（孩子对情绪做出的行为反应所带来的短期后果和长期后果）。短期后果是立即发生的后果，而长期后果可能会在几天、几周甚至几个月后发生。在本工作表的下半部分标明你自己对孩子的强烈情绪做出的情绪性反应，包括你自己的行为。对于工作表的这一部分，之前是你注意到的孩子情绪体验的任何内容，之中是指你自己情绪体验的三个成分，而之后是指你作为父母所经历的短期后果和长期后果。参阅图 13.3（双重情绪前中后三阶段追踪表示例），它是此工作表的一个完整示例。

　　现在，使用图 13.2（针对父母的"感想真轻松"技术）中所写的情绪体验（或者用孩子最近的情绪体验），完成工作表 13.2。许多父母注意到，他们对孩子的反应会在短期内减少孩子及他们自己的痛苦，但从长远来看，这会带来更多的痛苦和损害。你是否注意到这种模式也发生在你和你的孩子身上？

四种情绪性养育行为

　　当你的孩子经历强烈情绪时，作为父母的本能很可能是尽快做一些事情来减轻孩子的痛苦。在填写双重情绪前中后三阶段追踪表时，你所列出的养育行为很可能就是出于这个目的。但是，你或许已经发现，对孩子的兄弟姐妹或对没有强烈情绪的儿童采取的那些有效的养育策略对于你的孩子来说似乎并不那么有效。养育一个有强烈情绪困扰的孩子可能会令人困惑和沮丧，因为你努力尝试减少孩子的痛苦情绪所采取的策略似乎适得其反。发生这种

孩子

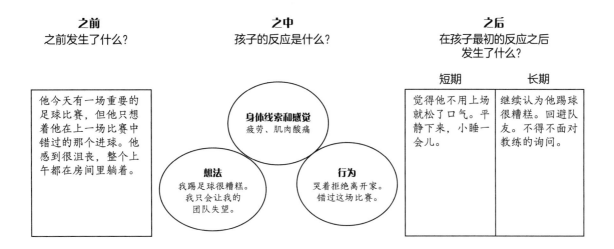

之前
之前发生了什么？

他今天有一场重要的足球比赛，但他只想着他在上一场比赛中错过的那个进球。他感到很沮丧，整个上午都在房间里躺着。

之中
孩子的反应是什么？

身体线索和感觉
疲劳、肌肉酸痛

想法
我踢足球很糟糕。我只会让我的团队失望。

行为
哭着拒绝离开家。错过这场比赛。

之后
在孩子最初的反应之后发生了什么？

短期	长期
觉得他不用上场就松了口气。平静下来，小睡一会儿。	继续认为他踢球很糟糕。回避队友。不得不面对教练的询问。

父母

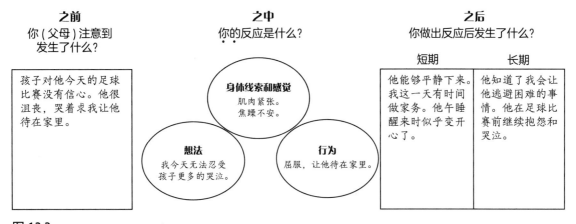

之前
你（父母）注意到发生了什么？

孩子对他今天的足球比赛没有信心。他很沮丧，哭着求我让他待在家里。

之中
你的反应是什么？

身体线索和感觉
肌肉紧张、焦躁不安。

想法
我今天无法忍受孩子更多的哭泣。

行为
屈服，让他待在家里。

之后
你做出反应后发生了什么？

短期	长期
他能够平静下来。我这一天有时间做家务。他午睡醒来时似乎变开心了。	他知道了我会让他逃避困难的事情。他在足球比赛前继续抱怨和哭泣。

图 13.3

双重情绪前中后三阶段追踪表示例

情况时，你可能会发现自己在不情愿的情况下屈服于孩子，按照自己的强烈情绪采取行动，或者对孩子发脾气。你还会感到气馁，因为你似乎已经尝试了所有方法，但没有任何效果！

在本治疗项目中，你将了解到父母在对孩子的情绪感到沮丧或不知所措时，倾向于采取的四种情绪性养育行为。大多数父母采取这些行为是因为他

们想努力尝试帮助孩子或者减轻孩子的痛苦。其中一些情绪性养育行为可能
的确会在短期内奏效，但从长远来看，这些行为会对孩子的情绪、行为和功
能产生负面影响。在治疗过程中，你将学习减少这些情绪性养育行为，并更
多地采用我们所称的相反的养育行为。研究表明，这些相反的养育行为可以
有效地管理情绪障碍。表 13.1（常见的情绪性养育行为及其相反的养育行为）
介绍了本治疗项目所讨论的每种情绪性养育行为及其相反的养育行为。

表 13.1　常见的情绪性养育行为及其相反的养育行为

情绪性养育行为	情绪性养育行为的例子	情绪性养育行为可能导致的长期后果	相反的养育行为
过度控制 / 过度保护	• 在社交情境中帮孩子说话 • 不让孩子参加适合其年龄的活动，以免发生不好的事情 • 为孩子的退缩或回避行为找借口	• 低自尊或低自我效能感 • 回避行为增加 • 社交能力差	赋予健康的独立性
批评	• 过度关注孩子的错误或不当行为 • 聚焦孩子行为的消极方面而忽略积极方面 • 微小的行为反应，例如，翻白眼、摇头或叹气 • 告诉孩子不应该有某种感受或应该停止某种感受	• 低自尊或低自我效能感 • 心情低落 • 轻易放弃 • 过度讨好别人 • 行为问题	将正强化与主动忽略相结合 表达共情
前后不一致	• 在承诺给予奖励后不遵守诺言 • 对于孩子顽劣的行为，有时给予惩罚，有时又放任自流 • 频繁改变家庭规则 • 有时鼓励主动接近行为，有时鼓励回避行为	• 行为问题增加 • 更加不符合父母的规则和期望 • 回避或其他情绪性行为增加 • 焦虑增加	使用前后一致的规则和表扬
过度示范强烈的情绪和回避	• 对没有客观威胁的情境过度地反应或回避 • 在孩子面前表达成人化的担忧 • 面对影响家庭的事件时，压抑情绪并拒绝谈论此事 • 在生气时，过度使用攻击性行为或咒骂 • 在生气和难过时，与家庭成员隔离	• 更频繁的负面情绪，如焦虑、伤心或愤怒 • 更强烈地表达负面情绪 或者 • 难以表达情绪 • 避免讨论负面情绪	示范健康的情绪

减少批评

想想你的老板、同事或家人以某种方式批评你时，还记得你当时的感受吗？他们的批评如何影响你的行为？还记得吗？现在，再想一想你因为所做的事情而受到表扬的经历。你的感受和行为又是怎样的？哪个让人更有动力——批评还是表扬？哪个导致你的行为发生了更显著持久的变化？

对于大多数人来说，批评会引发许多负面情绪。它可能让我们感到伤心和气馁，导致下一次放弃或不再努力。它也可能导致愤怒和防御。这两者都会阻止我们去思考发生了什么，下次可以有什么不同的做法。批评性的行为或言论对孩子的情绪和行为会有同样的影响。事实上，它可能会产生更大的影响，因为研究表明，与强烈情绪做斗争的儿童对批评更敏感，更有可能将中性的言论或行为视为批评。大多数父母并不想批评他们的孩子。事实上，情绪障碍儿童的父母可能比其他父母更小心地不去批评孩子，因为他们不想说出或做出任何事情来增加孩子的痛苦。尽管如此，许多父母（以及教师、教练和朋友）并没有意识到一些非常微小的行为或语言表达可能会被情绪化的孩子认为是批评。

看看以下可能被你的孩子视为批评的说法和行为类型。想一想你是否使用过其中任何说法或行为来管理孩子的强烈情绪。其中一些类型的批评对你来说可能很明显，而另一些类型的批评可能是出乎意料的。

- **总体负面评价：**"你总是那么害羞！"或者"你为什么不能自己做事情？"
- **针对特定行为的负面表达：**"你这个作业做得不是很好，对不对？"或者"你今天看起来像是在球场上睡着了！"
- **关注行为的消极方面而忽略积极方面：**"我真不敢相信，这周过得这么好，可你现在还在发脾气！"或者"我知道你下次可以考得比85分更高。"

- **忽视孩子的感受：** "振作起来！没什么可难过的。" 或者 "我就是不明白你为什么对这件事情这么生气！"
- **微小的批评行为：** 翻白眼、摇头、大声叹气。

所有父母都会时而对孩子发表批评性言论，因此如果其中任何一个听起来很熟悉，说明会这么做的不只是你一人。在下一次会谈中，你会了解将主动忽视与正强化相结合的相反的养育行为。

增加正强化

许多有强烈情绪的孩子的父母，无论他们是否过多地使用批评，都会非常注意出现问题的事情。这是很自然的——毕竟，你来到这里是因为现在有些事情对你的孩子来说不太顺利！然而，对孩子不端的行为或在其与强烈情绪做斗争时给予其很多关注，有时会使事情变得更糟。这是因为你的孩子希望得到你的关注，几乎超过了其他任何事情。因此，孩子会继续做出引起你注意的事情，即使孩子得到的关注类型是消极的，甚至是批评性的。相反，你的注意力是一个强大的工具，你可以利用它！在孩子尝试使用技术、适当地表达情绪或表现良好时给予更多关注，可以增加孩子将来继续做这些事情的机会。同时，当孩子不恰当地表达情绪或采取较轻微的不当行为时，选择不予理会可以降低孩子将来继续做这些事情的可能性。

当孩子正在做你希望他继续做的事情时，有许多有效的方式可以给予他积极关注。这些方法只需要你稍微改变一下行为即可，例如，面向孩子或进行眼神交流，表达赞美和认可，实际奖励孩子做出的积极行为或有效的应对策略。在下一次会谈中，你将进一步了解可以强化孩子的所有策略。现在，你可以和孩子一起制订奖励清单。此清单的目的是列出各种小奖励。在整个治疗过程中，当孩子尝试做困难的事情、面对自己的恐惧或在情绪性情境下练习技术时，就可以获得这些奖励。这些奖励不应该是昂贵的。尽管你和孩子可能会选择将小玩具或零食之类的东西列入此清单，但最有价值的奖励通常是与家人一起活动或与父母一起玩游戏。一些父母担心，一旦他们开始奖励孩子做某事，就不得不无期限地继续这样做。不是这样的。只要你的孩子在某个情境中取得成功，你就可以开始逐步降低使用奖励的频率，直至停止。

工作表 13.2：双重情绪前中后三阶段追踪表

孩子

之前
之前发生了什么？

之中
孩子的反应是什么？

身体线索和感觉

想法

行为

之后
在孩子最初的反应之后
发生了什么？

短期   长期

父母

之前
你（父母）注意到
发生了什么？

之中
你的反应是什么？

身体线索和感觉

想法

行为

之后
你做出反应后发生了什么？

短期   长期

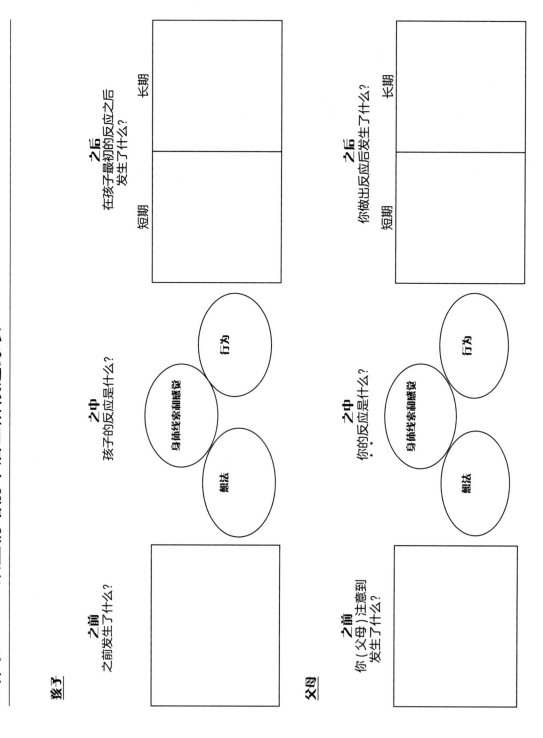

第 3 次父母会谈的目标

■ 了解与情绪性行为相反的行为
■ 学习如何支持孩子利用科学实验来观察当他们做出与情绪性行为相反或不同的行为时会发生什么
■ 了解有哪些不同的方法可以用来强化积极行为或尝试有效地应对

做出与情绪性行为相反的行为

在本治疗项目的第一次会谈中，你和孩子了解到所有情绪都有与之相关的"情绪性行为"，这意味着情绪会试图让我们做些什么。当我们处于真正危险的、威胁性的或不安的境地时，情绪性行为有助于保证我们的安全或满足我们的需求。例如，如果有一辆汽车迎面向我们飞速驶来，需要恐惧情绪来让我们逃开，从而保护我们的安全。如果所爱的人去世了，伤心情绪会让我们休息一段时间，这样我们就可以为丧失而哀伤，并接受它。然而，情绪有时会让我们做出比实际需要的更多的事情，或者做出根本不需要做的事情。对于与强烈情绪做斗争的儿童来说，这种情况经常发生，导致他们回避或攻击那些并不真正具有威胁性的事物，或在没有真正发生糟糕的事情时就远离朋友和不参与活动。在这种情况下，你和孩子的侦探团队就要开始鼓励孩子做出与情绪让他们做的相反的行为。

相反的行为是什么意思？采取相反的行为意味着注意到情绪性行为让我们做什么但不采取行动，并做出与情绪让我们做的相反或非常不同的事情。对你的孩子来说，刚开始采取相反的行为可能非常困难，因为采取情绪性行为的冲动通常难以抗拒，特别是如果孩子已经养成了对情绪采取行动的习惯。为了帮助你鼓励孩子采取与无益的情绪性行为相反的行为，我们在表 13.2 中列出了常见的情绪性行为及其相反的行为。当你查看此表时，请考虑你的孩子对于哪些情绪性行为最为困扰，以及当情绪出现时，你应当怎样鼓励孩子做出相反或不同的事情。

表 13.2　常见的情绪性行为及其相反的行为

情绪	情绪性行为	相反的行为
恐惧	逃跑	主动接近情境或事物
焦虑	回避	主动接近情境或事物
	分心	关注情境或事物
	拖延	马上开始
伤心	退出活动	伤心时参加活动
	回避他人	与朋友或家人共度时光
	躺着	做体育类活动
愤怒	攻击	花几分钟"暂停一下"
	大喊大叫	用平静的声音说话

利用科学实验做出相反的行为

许多儿童会觉得做出相反的行为非常困难，这不仅是因为情绪性行为很难忽视，还因为当陷入强烈情绪时，一开始很难看出相反的行为会有什么帮助。毕竟，孩子在回避引起焦虑的事情时最初会感觉更好。当感到沮丧时，起床去做一些积极的事情通常是他们最不想做的。本周，你的孩子将进行一项科学实验，看看当他在经历强烈情绪时，尝试新的或不同的行为会发生什么。将相反的行为当作一项科学实验，有助于孩子对尝试新行为可能发生的情况保持开放的态度。所有好的科学实验都是从提出一个问题开始的。在尝试新行为的科学实验中，你的孩子会提出的问题是："如果我在感到伤心、无聊、焦虑或生气时，做了一些与平时不同的事情，会有什么感觉？"接着，你的孩子会做出一个假设，设想做出与情绪性行为相反的行为可能会带来什么感觉，然后做实验来检验这个假设。

几乎每个人都会在某些时候感到伤心、沮丧或无聊，所以你的孩子首先进行的科学实验会重点关注与这些类型的情绪相反的行为。如表 13.2 所示，当孩子感到伤心或沮丧时，通常想要一个人待着、退出活动或经常躺着。采取这些情绪性行为的问题在于，这对改变情绪没有任何作用（而且常常使情绪变得更糟！），还可能导致友谊、活动或学业出现问题。我们想告诉孩子，有时改变情绪的最好方法是改变他们的活动水平，或在体验到情绪时改变自己正在做的事情，而不是被动等待情绪的改变。

为了更加了解情绪和活动之间的联系，你的孩子需要完成工作表 3.5：我的情绪和活动日记，见本书的儿童篇。这份工作表会让孩子追踪自己每天的情绪、活动数量以及活动类型之间的联系。在接下来的一周里，你的孩子会在感到无聊、伤心或沮丧时进行两次科学实验，选择从事有趣或有意义的活动，从而做出与自己的情绪性行为相反的行为。在本次会谈中，你的孩子将制订一份愉快活动清单，列出在做科学实验期间，或者在感到伤心或沮丧时可以从事的愉快的活动（工作表 3.4：我的活动清单，见本书的儿童篇）。这些活动可以分为多种类别，包括服务类活动（为他人做事）、成长类活动（学习新事物）、社交类活动（与他人一起做事）或体育类活动（让他们的身体动起来）。

作为父母，你在本周可以做些什么来帮助孩子完成这些家庭练习呢？首先，你可以帮助孩子确定每天完成工作表 3.5：我的情绪和活动日记的时间。尽管孩子在一整天的时间里都可以在你的帮助下回忆做过的活动和体验过的情绪，但最有效的填表时间通常是在一天快结束的时候。由于与强烈情绪相反的行为很难做到，因此孩子本周也可能需要在你的帮助下完成两个科学实验。你可以采取的一种方式是帮助孩子找出通常会陷入伤心或无聊情绪的时间，然后帮助他确定在此期间要做的活动。另一种方式是指出孩子在什么时候做出了伤心或无聊驱动下的情绪性行为，然后帮助他选择此时要做的活动。

无论采取什么方式，以下做法都是有帮助的：让孩子假设在做出与情绪性行为相反的行为后可能会发生什么，并让其对自己在这些行为之前和之后的情绪水平进行打分，然后让孩子评估自己的假设是否正确。

强化积极行为和尝试应对

上周，你和孩子在会谈结束时创建了一份奖励清单，来确定在孩子练习勇敢的行为、实施在治疗中学到的技术或做出与困难情绪相反的行为后，可以获得哪些小奖励。如果你已经开始在家中与孩子一起使用这些奖励了——那太好了！如果没有，你可能想在本周开始奖励孩子所做的科学实验，让孩子了解当感到伤心、沮丧或无聊时，做出与情绪性行为相反的行为会发生什么。如前所述，做出与强烈情绪相反的行为可能非常困难，你的孩子可能需要一些额外的强化才能做到这一点。

除了在上次会谈中一起提出的奖励之外，还有许多方法可以强化孩子的行为。可以从工作表13.3：十种强化孩子的方法中获得一些建议。第一次开始使用奖励时，许多父母对必须奖励孩子这件事感到困惑，因为他们认为孩子应该在不需要额外鼓励的情况下就靠自己完成活动。孩子在感到伤心时，只是因为他做了一些有趣的事情就要奖励他，这似乎很奇怪，更不要说因为洗澡、做家庭作业或参加社交活动等事情而奖励他了。在这里，重要的是要记住，孩子做这些事情是需要付出努力的，因为这些事情很难或者会引起强烈的情绪，所以你需要理解孩子所处的状态。一旦孩子成功完成了这些活动，你就可以逐步取消奖励。在此之前，如果孩子做出你希望他做的任何事情，你就要不断给予强化，这非常重要。

使用工作表13.3：十种强化孩子的方法，确定本周你将如何奖励孩子完成相反的行为的科学实验。在该工作表的底部，你可以写下你计划使用的一类或几类奖励，以及你的孩子对这些奖励的反应。

关于本周的家庭练习，你还应该完成工作表 13.4：双重情绪前中后三阶段追踪表，以便了解孩子本周产生的情绪体验。

工作表 13.3：十种强化孩子的方法

1. 表扬孩子的成功行为或你希望更多地看到的行为。最有效的表扬类型是具体的表扬，即不仅告诉孩子你喜欢他所做的哪些事情，还要告诉孩子你具体喜欢哪些方面。

   示例："谢谢你即使感到难过也加入了我们的家庭游戏之夜。"或者"我喜欢你在你姐姐让你紧张的时候保持冷静的方式。"

2. 使用**非言语暗示**向孩子表达你喜欢他正在做的事情。非言语暗示可以包括看着孩子、微笑、点头或拍手。

3. 每当孩子采取你希望更多看到的行为或技术时，给他一个**贴纸或星星**。你可以为孩子制作贴纸或星星，并在他获得指定数量的贴纸或星星后，再奖励他一个奖品。

4. 准备一个**代币罐**，每当孩子采取了你期望的行为或技术时，就在里面放置一个代币。当孩子获得了一定数量的代币时，他可以获得一个奖品。

5. 让孩子在晚餐时选择他**最喜欢的食物**，或者让他**挑选电影**或电视节目供家人观看。

6. 腾出时间让你在没有其他兄弟姐妹或家庭成员的参与下，单独和孩子**一起做一项特殊的活动**。父母全身心关注孩子的强化效果非常好！

7. 让孩子自己挑选**一个小玩具或某种犒赏**。

8. 允许孩子因为做出目标行为而获得更多玩**电子设备的时间**（例如，电子游戏时间、电脑时间或平板电脑时间）。

9. 允许孩子在上学的日子里，到了睡觉时间时再晚睡 1 小时（或允许孩子做他通常不能做的其他事情）。

10. 给孩子一个**拥抱或与之击掌**。

写下你本周计划在孩子进行科学实验时使用的两种强化类型：

_____　　_____

孩子对这些强化有什么反应？ _____

_____

本周你强化了哪些其他行为？你使用了哪些类型的强化？

_____

_____

工作表 13.4：双重情绪前中后三阶段追踪表

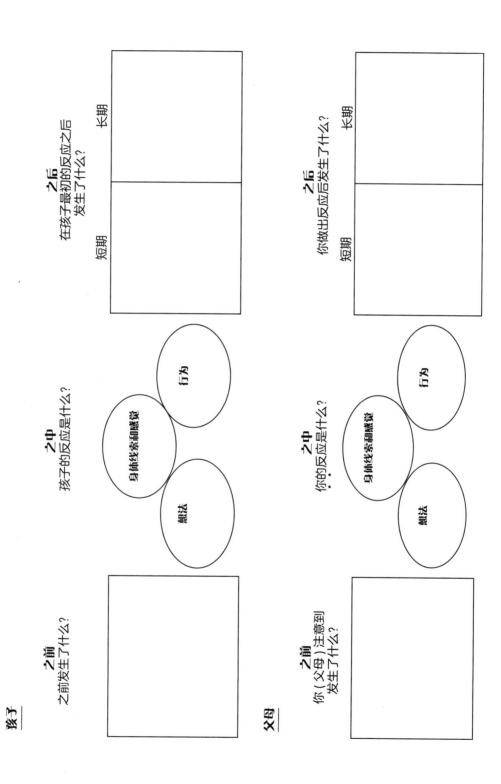

孩子

之前
之前发生了什么？

之中
孩子的反应是什么？

身体线索和感觉

想法

行为

之后
在孩子最初的反应之后发生了什么？

短期　　　长期

父母

之前
你（父母）注意到发生了什么？

之中
你的反应是什么？

身体线索和感觉

想法

行为

之后
你做出反应后发生了什么？

短期　　　长期

第 4 次父母会谈的目标

- 了解儿童如何用身体表达和体验情绪
- 学习如何帮助儿童扫描自己的身体，更好地感知身体感觉
- 理解感觉暴露的基本原理，支持儿童在家完成感觉暴露
- 学习当儿童在强烈情绪中挣扎时，表达共情这种相反的养育行为

儿童如何用身体表达和体验情绪

周日晚上，你的孩子即将面临学校里充满压力的一周，有一个重要的考试要参加，还有几项作业的截止日期到了。整个周末，孩子一直在逃避功课，与朋友一起玩电子游戏。随着夜幕降临，孩子开始抱怨头痛和胃不舒服。虽然孩子没有发烧，但他看上去很不舒服。第二天早上，情况好像也没有好转。孩子是生病了，还是只是对在学校接下来的一周感到焦虑？如果孩子问你，他能否待在家里，你会允许吗？

大多数父母都发现自己曾面临上述情况，家里没有情绪障碍儿童的父母也是如此。当儿童经历强烈的情绪时，他们有时会将其表达为躯体的主诉。例如，一个焦虑的儿童可能会表示肚子疼或头晕；一个伤心的儿童可能会表示他感到疲倦或疼痛；一个沮丧的儿童可能会说感觉紧张、不安或紧绷。在这些时候，你的孩子可能会也可能不会识别自己正在经历的情绪。这可能使作为父母的你感觉非常困惑！有时，你也可能会生气，因为孩子似乎在"假装"不适或故意刁难。

在通常情况下，儿童在体验强烈情绪时会抱怨躯体感觉，要么是因为他们觉察不到自己正在体验的情绪，要么是因为他们不知道如何描述。他们只知道自己感觉很不舒服！

虽然有些儿童可能会过度感知自己身体的感觉，但其他儿童可能完全缺乏对身体感觉的觉察。他们不仅在焦虑、伤心或愤怒时不知道自己的身体感觉如何，还可能难以注意到其他身体感觉，如饥饿、腹胀或疼痛。事实上，一些成人甚至很难在心烦意乱时注意到自己的身体感觉！也许你的孩子也缺乏这种对身体感觉的觉察，或者相反，对身体感觉非常敏感。也许像许多儿童一样，你的孩子处于这两种情况之间。

在本治疗项目中，你的孩子将更多地了解在不同的情绪下所体验到的身体感觉，而他目前似乎还没有完全意识到这些身体感觉。我们称这些感觉为"身体线索"，因为它们是提示孩子正在经历一种或多种情绪的线索。你的孩子将完成几项练习，更好地注意和描述身体线索，并将身体线索与情绪体验联系起来。你也将在本次会谈中了解这些练习，这样你就可以成为孩子的侦探助手，帮助孩子更加了解在不同的情绪下，身体会发生什么。

学习身体扫描

你的孩子在本次会谈中学习的第一个工具称为**身体扫描**，它能让孩子更加了解自己的身体线索。身体扫描是一种觉察当下的练习，或者说是一种帮助我们更加了解此时此地正在发生什么事情的练习。你和孩子将在本治疗项目的第 8 次会谈中学习更多关于觉察当下的知识。不过，现在初步进行了解会有所帮助。当我们练习这种觉察时，会注意到正在发生的事情。我们可以对这些事情说些什么（无论是默默地对自己说，还是大声说出来），并体验它们，而不是试图推开或回避它们。身体扫描是一种注意到我们身体线索的方式。说出一些关于它们的事情可以帮助我们更好地理解它们，并在不试图摆脱的情况下体验身体线索。身体扫描是本治疗项目中的一个重要工具，因为在儿童决定如何应对情绪之前——无论是否对情绪采取行动——首先需要意识到自己正在经历这些情绪！

身体扫描是一项简单的练习，可以在任何地方进行，也不需要任何特殊用品。然而，这并不意味着它很容易做到！在身体扫描过程中，人很容易分心。许多孩子会发现，一开始很难坐下来只注意身体线索而不去做任何其他事情。鼓励你的孩子在本周练习身体扫描——无论是在孩子看起来平静和放松的时候，还是在经历强烈情绪的时候。下面提供了一些身体扫描的指导语，但你可能需要适当调整这些指导语，以便适用于你的孩子。

> **身体扫描步骤**
> 1. 闭上眼睛，把注意力集中在自己的身体上。
> 2. 从头顶开始，让注意力沿着身体缓缓向下移动。注意身体任何感觉紧绷或不舒服的部位。确保注意力一直向下移到脚趾。
> 3. 当你注意到每个身体线索时，用0—8分的等级评估每个线索的强度。
> 4. 说说每个身体线索的感觉。
> 5. 坚持用感受来体验每一个身体线索，即使感觉不舒服。
> 6. 在练习体验身体线索后，再次评估每个线索的强度。你注意到了什么？

当你的孩子描述每条身体线索时，向他询问每条线索带来的感觉可能会有帮助，因为这样可以鼓励孩子尽可能完整地描述身体线索。如果你注意到孩子正在使用负面词语描述身体线索（例如，"我的胃感觉不舒服"），请鼓励孩子专注于描述这种感觉（例如，"我的胃一直在动，感觉它在翻筋斗"）。如果你发现孩子的注意力不集中或试图回避身体线索，请轻轻地将孩子的注意力引回他的身体。指出孩子在身体扫描过程中对身体线索的描述的任何变化。

理解并练习感觉暴露

当你的孩子感受到强烈情绪时，他所体验到的身体线索通常是不舒服的，于是你的孩子想要做一些事情来减少这些身体线索，并尽快摆脱强烈情绪，这里有合理的部分。尽管这是体验强烈情绪的自然反应，但它通常不是最有帮助或最有效的做法。虽然感觉不舒服，但身体线索并不危险，也没有坏处。如果你的孩子立即尝试做一些事情来摆脱它们，他就永远不会有机会了解这一点。你的孩子也无法了解到自己有能力忍受与强烈情绪相关的身体感觉，或者这些感觉会随着时间的推移自然减少。本次会谈的一个重要目标是让你的孩子了解情绪是无害的，即使情绪很强烈也可以应对，而且情绪不会永远持续下去！

要了解这一点，你的孩子会参加一些称为感觉暴露的练习。感觉暴露的目的是引发与不同情绪相关的强烈的身体感觉，以便你的孩子可以练习注意这些感觉，停留在其中并等待这些感觉自然减少。在进行感觉暴露之前、之后和几分钟后，你的孩子需要再进行身体扫描，并评估身体不舒服的程度。有些孩子觉得这些活动令人非常痛苦，另一些孩子则根本没有这样的感觉。

本周与你的孩子至少一起练习一次感觉暴露，使用表 13.3 中的清单。你可以选择一种你认为与孩子在强烈情绪中体验到的身体感觉相似的感觉，或者可以让孩子的治疗师推荐一种。让孩子在暴露之前、之后和几分钟后练习身体扫描，并评估身体感觉（身体线索）的强度。在家练习时，你的孩子将使用工作表 4.2：在家寻找你的身体线索来找出自己在感觉暴露期间注意到的身体线索。

表 13.3　在家进行感觉暴露的建议

感觉暴露活动	与活动相关的身体线索
左右摇头 30 秒	头晕目眩
原地跑 1 分钟 / 做 50 个开合跳	心跳加速，出汗
屏息 30 秒	气短、胸闷
转圈 1 分钟	头晕目眩
背靠墙直角坐 30 秒	肌肉无力、疲劳
把头放在膝盖之间，30 秒后抬起	头晕

相反的养育行为：在孩子情绪痛苦时表达共情

到目前为止，我们在本次会谈中一直专注于孩子在经历强烈的身体感觉和情绪时的痛苦。然而，重要的是不要忽视这样一个事实，即当儿童频繁体验到强烈的情绪时，父母经常会感到沮丧、充满压力或不安，尤其是当这些情绪还伴随着高度的身体痛苦和回避时。许多父母认为，尽量减少或否认儿童的抱怨是有帮助的，尤其是当儿童的情绪干扰了日常生活或使事情难以完成时。例如，如果孩子因看似微不足道的事情哭泣，你可能会发现自己在说："没什么可难过的。"或者如果孩子在上学路上抱怨胃痛，你可能会说："你的胃痛并没有那么严重。"

父母经常发表这些类型的陈述，其目的是善意的，即希望减少孩子对情绪和不舒服的身体线索的关注，因为这些线索会给孩子和父母造成妨碍或问题。然而，这些类型的陈述可能是一种微妙的批评（我们所说的情绪性养育行为之一），可能会产生意想不到的负面后果。像这样的言论可能会暗示孩子不应该感受到某些情绪。正如我们在本治疗项目的第一次会谈中讨论的那样，所有情绪都是正常的、自然的、无害的，因此向孩子传达情绪没有好坏之分非常重要。孩子可能无法以有效或适当的方式表达情绪，但这并不意味着情绪本身是错误的或没有根据的。否认或尽可能弱化情绪的言论也会让你的孩子开始怀疑自己对感受的看法。在本治疗项目中，对情绪的觉察非常重要，因为如果儿童一开始不能很好地理解情绪，就无法学会有效地管理情绪。

最后，我们从研究中了解到，否认、尽可能弱化或压抑情绪不会使情绪消失——通常，这些类型的回避会使情绪变得更强烈。我们希望你的孩子在情绪出现时学会管理情绪，以免今后成为更大的问题。

作为父母，你应当如何承认孩子此刻的情绪，并鼓励孩子做一些事情来有效地管理这些情绪？一种方法是开始练习一项叫作对孩子的情绪体验**表达共情**的技术。许多父母已经非常善于在孩子经历强烈情绪时表达共情和理解了，但学习一些表达共情的步骤仍然会有所帮助。当孩子的情绪性行为可能导致你难以共情时尤其如此。例如，如果孩子在感到不安时违反规则或不断寻求安慰，这时适当地表达共情可能会有挑战性，特别是如果这种行为也让你感到沮丧或生气。重要的是要记住，表达共情并不意味着你相信孩子正在以适当或有效的方式表达情绪。相反，当你表达共情时，是在表示你理解孩子在特定情境下有了怎样的感受，以及为什么会有这种感受。

查看工作表 13.5：共情孩子的情绪痛苦。在此工作表中，你会看到在孩子经历强烈情绪时表达共情的步骤。请在本周当孩子表现出不安、出现强烈的身体线索或抱怨情绪强烈时，至少抓住两次机会执行这些步骤。请注意当时的情境、你说了什么以及孩子的反应。

本周，当你的孩子经历强烈情绪时，你还应该继续完成工作表 13.6：双重情绪前中后三阶段追踪表。

工作表 13.5：共情孩子的情绪痛苦

当你的孩子被强烈的情绪淹没时，你可能很难表达共情，尤其是当你觉得孩子反应过度或者是在以无效或不恰当的方式应对情绪时。使用以下步骤来表达你理解孩子的情绪体验。

(1) **给你认为孩子正在体验的情绪命名**

（例如，"你现在看起来很伤心。"）

请注意，如果孩子拒绝你的情绪命名，并报告了不同的情绪，即使你不同意，表达接受也很重要。

(2) **表达你理解孩子为什么在当时的诱发因素或情境中会有这种感觉**

（例如，"你复习得特别努力，考试却只得了 70 分，你感到难过也是合理的。"）

请注意，你可能难以理解孩子的情绪反应，或者觉得它与诱发因素不成比例。有这种感觉当然没问题，但共情的一个重要部分是承认从孩子的角度来看孩子的情绪是合理的。

(3) **鼓励孩子使用一项技术，并在使用过程中提供支持**

当你的孩子正在经历强烈的情绪时，他可能难以灵活地思考该使用哪些技术，或难以想起如何在当下使用技术。你可以建议和指导孩子使用技术来为他提供帮助。

家庭练习

情境 1	情境 2
诱发因素：	诱发因素：
你的孩子所体验的情绪：	你的孩子所体验的情绪：
你如何表达共情：	你如何表达共情：

工作表 13.6：双重情绪前中后三阶段追踪表

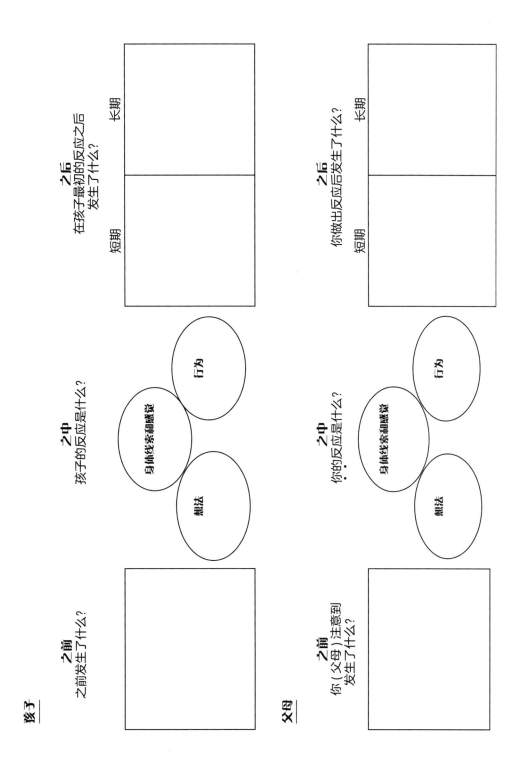

孩子

之前
之前发生了什么？

之中
孩子的反应是什么？

想法　身体线索和感觉　行为

之后
在孩子最初的反应之后
发生了什么？

短期　　长期

父母

之前
你（父母）注意到
发生了什么？

之中
你的反应是什么？

想法　身体线索和感觉　行为

之后
你做出反应后发生了什么？

短期　　长期

（第 5 次父母会谈）

- 了解灵活思维，以便帮助孩子减少强烈的情绪
- 了解导致孩子陷入强烈情绪的四种思维陷阱
- 了解不同类型的强化和惩罚
- 能够辨别由不一致的规则和表扬带来的问题
- 学习在家里实行一致的规则和表扬策略

灵活思维和强烈情绪

请你回忆一下，你在日常生活中无须太多思考就做出的决定。从决定穿什么衣服到上班走哪条路线，再到在什么时间睡觉，你每天可能会自动做出数百个决定，几乎不需要付出任何努力。这是因为你已经多次遇到这些相同的情况，逐渐形成了捷径（有时称为内化的假设），可以轻松地完成它们。内化的假设非常有用，因为我们可以腾出时间和心理资源，去关注那些需要注意和仔细思考的更重要的事情。然而，我们内化的假设有时可能是不正确的，导致我们不能准确地解释世界，并且基于这种解释采取了无益的行动。

在本次会谈以及接下来的治疗中，你和你的孩子将专注于识别和改变不准确的、无益的内化的假设，或者孩子在经历强烈情绪时使用的思维模式。能唤起强烈情绪的情境通常会引起我们的注意，而其他一切都被排除在外。这非常有意义：如果我们处在真正有威胁性或令人不安的情境中（换句话说，经历真正的警报），我们会在情绪方面对情境给予高度的关注，以便快速评估威胁并采取措施解决。我们不想花太多时间思考，因为反复思考情境可能会妨碍我们尽快获得安全或表达我们的需求。然而，如果我们处在虚假警报的情境中（换句话说，虽然有相应的情绪，但实际上并没有令人不安或危险的情况），我们也会根据对情绪的"直觉"解释迅速采取行动，而这就会造成问题。

你的孩子已经开始识别在强烈情绪中产生的想法。这个做法将在本次会谈中派上用场：你的孩子将学习评估自己的想法是否陷入了情绪障碍儿童常见的任何一种无益的或不准确的思维模式。本次会谈（聚焦于想法技术）和接下来的两次会谈（聚焦于侦探技术）的总体目标是让你的孩子认识到，他对情绪性情境轻易做出的判断可能并不总是准确的，并帮助你的孩子用更加灵活的思维来应对这些情境。

常见的思维陷阱

我们将儿童用来解释假警报情境的捷径或内化的假设称为**思维陷阱**，因为这是儿童在遇到情绪性情境时容易陷入的思维模式。与儿童和成人一起工作的研究人员和治疗师发现，某些类型的思维陷阱在经历强烈焦虑、伤心或愤怒的人群中尤为常见。请查阅工作表14.1：针对父母的想法技术（见本章末尾），了解四种常见的思维陷阱。我们根据成人或父母有时会出现的典型情绪提供了每种思维陷阱的示例。

在接下来的一周内，请使用工作表 14.1 为你和你的孩子提供每种思维陷阱的示例。下周，你的孩子将开始努力改变这些类型的想法，从而让他的想法变得更准确、更现实或更有帮助。

习得行为简介：强化与惩罚

和情绪做斗争的儿童往往会有一些难以预测和难以捉摸的表现，给父母造成相应的困惑。你也许有过这样的经历：在你认为会引起严重焦虑的情况下，你的孩子表现得若无其事；而在你认为没什么大不了的情况下，孩子却变得非常沮丧。你可能还有过这样的经历：你的孩子在某些情况下行为不当，但在其他情况下表现得很好。孩子的这些不一致的情绪和行为可能看起来很神秘，但这些谜题的答案可能存在于你和其他人过去对孩子的情绪和行为做出的反应中。

强化（我们在之前的会谈中已经开始讨论了）的意思是在你的孩子以某种方式表现后，增加或给予一些愉快或令人满意的东西，使孩子更有可能再次表现或做出这种行为。惩罚意味着在你的孩子以某种方式表现后，给予一些相应的后果，使孩子不太可能再次表现出这种行为。成人确实会在无意中强化儿童的淘气行为，却惩罚他们可取的行为。但是，一旦你更好地理解了这些概念，你就能更准确地控制孩子的情绪和行为，因为你将能够谨慎地选择应该强化什么和惩罚什么。

查看工作表 14.2：理解习得行为，你会看到其中列出了两种不同类型的强化和两种不同类型的惩罚。你可以在这份工作表中看到一些强化和惩罚的例子，也可以在空白处写下自己的例子。此工作表将作为本周的家庭练习，你需要在上面写下你在下周使用每种类型的强化和惩罚方式的例子。如果你在下周没有使用所有类型的强化和惩罚，试着想一两个过去的例子。

在大多数情况下，最有效的一线管教策略是在孩子做出你期待的行为时更多地使用正强化，并尽量忽略你不想看到的行为。例如，当你注意到孩子和兄弟姐妹玩得很好时，你可以表扬孩子，而对他们之间的小争吵不给予任何关注。你已经开始练习这种方法了，在你的孩子有强烈情绪的时候，也可以应用这种方法。例如，你可以称赞孩子即使情绪低落也参加了朋友的生日聚会，但忽略孩子在已经睡足之后还反复抱怨自己非常累。当然，有时，你的孩子可能会违反不容忽视的规则，例如，对兄弟姐妹变得有攻击性或故意破坏家里的东西。对于这些不能忽视的不当行为，惩罚策略或许是必要的。

情绪性养育行为：不一致的规则／表扬

当你前后一致或规律性地使用强化和惩罚策略来应对孩子的行为时，效果都会很好，因为在这种情况下，孩子会有充足的机会了解自己的行为与后果之间的关联。但是，如果你不一致地使用这些策略，有时会适得其反。对于奖励，如果孩子只是偶尔得到奖励，或者在孩子形成习惯之前就停止给予奖励，那么孩子可能会失去保持下去的动力。而对于惩罚，如果你不总是执行惩罚，孩子可能会认为你并不是严肃认真的，结果他会继续做出不当的行为。

一些父母还会在无意中强化了他们不打算强化的行为，并且没有意识到他们正在这样做。例如，想象一下你正站在超市的收银台旁，你的儿子要你给他买一块糖果。当你说"不"时，他开始哭哭啼啼。你没有回应，结果他的哭叫声越来越大。你感觉尴尬又不想把事情闹大，于是勉强同意给他买糖果。你知道你刚刚强化了什么行为吗？如果你认为是大声哭叫，那么你是对的。你或许没有意识到，你刚刚等于告诉孩子，下次要吃糖果时，他只需要发出足够响亮的哭叫声就可以了。这个例子说明，当你强化孩子的行为时，重要的是要考虑你在强化什么行为。请记住，强化不仅包括孩子渴望得到的有形物品，还包括你的注意力和言语反馈。许多参与本治疗项目的父母的生活非常忙碌，这往往使他们很难坚持一致的奖惩策略。当你晚上因工作、育儿或其他事务而筋疲力尽时，你很可能会忘记在孩子的贴纸表格上添加贴纸，或者觉得没有力气拿走孩子的电子游戏作为惩罚，来让孩子不开心。强烈的情绪也可能妨碍你实行一致的奖惩策略。例如，你可能仍然对当天早上孩子做出的不当行为感到沮丧，结果忽略了对孩子在睡前使用情绪侦探技术给予奖励；或者你可能会回避让孩子停止做某事，因为担心自己无法应对孩子的哭闹或反抗。一些父母也可能会因为惩罚孩子而感到内疚，虽然他们知道孩子的行为不当，并且理解前后一致的惩罚对改变孩子的行为非常重要。重要的是，你要考虑哪些因素可能干扰自己前后一致地强化或管教孩子，然后据此制订计划，确保在这些影响因素出现时能够坚持实行一致的奖惩策略。

相反的养育行为：一致的规则 / 表扬

既然你已经了解了不一致的强化和管教存在的问题，以及可能干扰实行一致的奖惩的个人因素，那么接下来让我们讨论一下哪些策略能帮助你提高管理孩子情绪和行为的一致性。如果要在家里创建和实施有效的强化系统和规则，关键是保持期待和规则尽量简单，数量不要过多。如果你的孩子要同时应付太多事情，或需要同时努力遵守多个规则，那么孩子很可能不知所措。这可能导致你的孩子因沮丧而放弃，或因忘记而违反了规则。同样，当你给孩子创建很多期望和规则时，你也很难记清楚要前后一致地实行强化或惩罚。

在图 14.1 和图 14.2 中，你可以了解到如何在家庭中创建和维持有效的强化和行为管理系统。当你阅读这些规则时，可以思考自己的强化和管教方法是否符合，以及你是如何在家庭中实施这些规则的。

1. 决定你想要强化的行为，并注意以下要点：
   - 选择孩子没有持续在做但在其能力范围之内的行为；
   - 同时关注不超过 2 个或 3 个行为。在孩子已经掌握这些行为后，可以增加新的行为；
   - 清晰简要地陈述你期待的行为；
   - 告诉孩子你想要他做什么，而不是你不想要他做什么。

2. 确定一个奖励系统，并向你的孩子解释这个系统将怎样运作。奖励系统的例子可以包括：
   - 每次孩子做出你期待的行为时，在表格上贴一张贴纸或者画一颗星星；
   - 每次孩子做出你期待的行为时，在罐子里放一枚代币或者一枚硬币。

3. 决定孩子获得多少贴纸、星星或代币之后可以换取一个奖品。选择一个既不太多也不太少的数字。请使用你和孩子在第 2 次会谈时制作的奖励清单来计划孩子可以换取的奖品。

4. 当孩子做出你期待的行为时，尽快用表格上的贴纸或者罐子里的代币给予强化。

5. 在孩子连续几周都能做出你期待的行为后，你可以选择一个新行为开始工作，并且不必太一致地强化旧行为。

图 14.1

建立家庭强化系统的指南

1. **家庭规则**是在家中每个人都需要遵守的规则，没有人可以例外。如果你的孩子想打破家庭规则，你要毫不犹豫地执行后果。父母通常会选择建立针对攻击和违抗行为的家庭规则。在建立家庭规则时，我们有以下几条指导建议：
   * 如果你当前没有任何家庭规则，我们建议从一条清晰的家庭规则开始。需要避免同时建立多于 1 条或 2 条家庭规则；
   * 向孩子清楚地解释这条家庭规则，使用他容易理解的语言；
   * 确定当规则被打破时需要承担的后果。父母经常使用的后果包括喊停、取消使用电子产品的时间，或者取消孩子喜欢的活动。向孩子清楚地解释打破规则的后果；
   * 如果你的孩子打破了一条家庭规则，要立刻执行已经陈述过的后果。这样可以让孩子认识到家庭规则是非常严肃的。

2. 父母经常询问孩子要不要做一些事，而不是告诉孩子去做一些事，随后却惊讶于孩子没有照做。如果要让孩子去做一些重要的事情，请确保使用**有效的指令**而非问题。以下是关于有效指令的一些规则：
   * 引起孩子的注意；
     —— "艾米丽，看着我"
   * 一旦引起孩子的注意，就用坚定（但不是愤怒）的语气要求孩子做某事；
   * 一次只发出一条简单的指令，并在很短的时间里让行为发生；
     —— "艾米丽，关掉电脑"
   * 如果孩子遵守了指令，用表扬或者奖励强化其行为；
   * 如果孩子没有遵守指令，重复一次指令；
   * 如果孩子仍然没有遵守，给出相应的后果警告。
     —— "艾米丽，如果你不关掉电脑，你晚上就不能看电视 / 用电子设备了"

3. 虽然我们在本治疗项目中强调使用正强化，但是当你的孩子不遵守规则或者没有遵守指令时，也可以用到负惩罚（也称作**反应代价**步骤）。提示一点，负惩罚包括在孩子有不当行为时，取消他们喜欢的活动或项目。当使用负惩罚或者反应代价时，以下几条指导原则可能会有帮助：
   * 在实施反应代价步骤之前，确定你已经引起了孩子的注意，然后清楚地传达指令，并给出警告；
   * 在取消孩子享有的活动或项目之前，说明你将会取消多久。在一般情况下，这个时间应当相对较短（例如，一天），这样孩子不会因此而感到太泄气；
   * 准时按照你所承诺的时间停止对孩子的禁令——既不提前，也不推后。

图 14.2

建立有效的家庭行为管理系统的指南

工作表 14.1：针对父母的想法技术

　　我们的情绪和我们对任何特定情境的解释有直接的关系。强烈的情绪会让我们和我们的孩子以不现实或无益的方式思考，导致更多焦虑、伤心或愤怒的感觉。我们称这些无用的模式为"思维陷阱"，因为它们让我们困在对情境的一种思考方式中。

"通灵"的苏琪

读心术：相信你知道其他人在想什么，而不去考虑其他更有可能的情况。

示例：你认为老板觉得你不称职，即使你　　你的例子：＿＿＿＿＿＿＿＿＿
总是得到良好的绩效评价。　　　　　　　　＿＿＿＿＿＿＿＿＿＿＿＿＿
　　　　　　　　　　　　　　　　　　　　＿＿＿＿＿＿＿＿＿＿＿＿＿

跳跃的杰克

过早下结论：认为某事发生的概率远大于实际情况。

示例：你认为你乘坐的飞机有 90% 的概　　你的例子：＿＿＿＿＿＿＿＿＿
率失事（真实概率可能是 0.00002%）。　　＿＿＿＿＿＿＿＿＿＿＿＿＿
　　　　　　　　　　　　　　　　　　　　＿＿＿＿＿＿＿＿＿＿＿＿＿

灾难达雷尔

想到最坏结果：告诉自己最糟糕的事情已经发生或将要发生，而不考虑情况可能不会那么糟糕。

示例：孩子放学回家晚了，因此你想到他　　你的例子：＿＿＿＿＿＿＿＿＿
可能已经被绑架了。　　　　　　　　　　　＿＿＿＿＿＿＿＿＿＿＿＿＿
　　　　　　　　　　　　　　　　　　　　＿＿＿＿＿＿＿＿＿＿＿＿＿

消极的尼娜

忽略积极方面：告诉自己，你的成就或成功"不算什么"，你只是幸运而已。总是看到自己消极的方面而不是积极的方面。

示例：你其实一直在参加孩子在学校的活　　你的例子：＿＿＿＿＿＿＿＿＿
动，但你总想着上周因为一项紧急工作错　　＿＿＿＿＿＿＿＿＿＿＿＿＿
过了他的足球比赛。　　　　　　　　　　　＿＿＿＿＿＿＿＿＿＿＿＿＿

工作表 14.2：理解习得行为

　　孩子的行为可能看上去很神秘，但孩子会根据行为的后果学会更多或更少地做出某些行为。当他们得到奖励或强化时，将学会更多地做出某种行为；而当他们受到惩罚时，将学会更少地表现出这个行为。请你思考一下如何强化和惩罚你的孩子。

正强化

概念：给孩子提供他喜欢的东西（例如，表扬、关注、奖励），强化你愿意再次看到的行为。

　　示例：当孩子晚上帮忙做家务时，在他的　　你的例子：＿＿＿＿＿＿＿＿＿

贴纸表格上贴一张贴纸。　　＿＿＿＿＿＿＿＿＿＿＿

　　＿＿＿＿＿＿＿＿＿＿＿

负强化

概念：引入一个孩子不喜欢的刺激，只有当孩子做出符合要求的行为时，这个刺激才会消失。

　　示例：对孩子大喊大叫，直到她按要求坐　　你的例子：＿＿＿＿＿＿＿＿＿

在餐桌旁。　　＿＿＿＿＿＿＿＿＿＿＿

　　＿＿＿＿＿＿＿＿＿＿＿

正惩罚

概念：在孩子做出不可取的行为后，引入一个孩子不喜欢的刺激。

　　示例：让孩子在和老师顶嘴后帮忙打扫　　你的例子：＿＿＿＿＿＿＿＿＿

教室。　　＿＿＿＿＿＿＿＿＿＿＿

　　＿＿＿＿＿＿＿＿＿＿＿

负惩罚

概念：在孩子做出不可取的行为后，拿走一些他喜欢的东西。

　　示例：在孩子和兄弟打架后，取消他玩电　　你的例子：＿＿＿＿＿＿＿＿＿

子游戏的时间。　　＿＿＿＿＿＿＿＿＿＿＿

　　＿＿＿＿＿＿＿＿＿＿＿

第 15 章

使用侦探思维和问题解决

（第 6—7 次父母会谈）

第 6 次父母会谈的目标

- 理解侦探思维的目的
- 了解如何按照侦探思维的步骤来收集情绪性想法的证据
- 了解过度控制和过度保护的情绪性养育行为
- 思考如何练习相反的、健康的且允许独立的养育行为

像侦探一样思考

  试着回忆一下你对生活中的某些事情感到悲观或消极的时刻。或许你很难适应新主管的工作风格，因孩子没有被你希望他上的学校录取而沮丧，或者对即将到来的搬迁或生活中的变动感到焦虑。在这样的情境中，由于事情的进展没有如我们所愿，因此改变我们的观点或视角可能非常困难。更加困难的是，我们经常收到这样的信息，告诉我们应当"往好的方面看""庆幸积极的方面"或"把生活给你的酸柠檬制作成柠檬水"。当你的孩子对即将到来的情况或事件感到沮丧、消极或悲观时，你可能也对他说过类似的话。这些日常用语传达了这样的信息，即改变我们对某种情境的看法应该很容易。但

实际上，情况并非如此——尤其是当强烈的情绪影响我们的想法时。

在过去一周，你和孩子已经练习了识别孩子何时会掉入思维陷阱。到目前为止，你可能也更容易识别出孩子何时会掉入想到最坏结果、读心术、过早下结论或忽略积极方面的思维陷阱。那么，当你已经认识到孩子可能会以无益或不切实际的方式思考，并且引发了强烈情绪时，你该怎么做呢？在本次会谈中，你和孩子将学习如何逐步评估思维陷阱并考虑其他可能真实的情况。我们将这一过程称为侦探思维，因为我们希望鼓励你的孩子像侦探一样看待他自己的想法——可以用证据检验的猜想。

对于你和你的孩子来说，重要的是知道侦探思维并不只是积极思维或看到积极的一面。对很多人来说，积极思维是行不通的（可能你已经发现了）。许多让孩子焦虑、伤心、恐惧或愤怒的情境实际上并不是积极的或者顺利的。如果一定要让你的孩子想着积极的一面，他们可能会觉得虚假、不真实，或感觉困难得令人绝望。侦探思维是一种技术，可以教孩子以灵活的方式思考那些情绪性情境。在那些情境中，孩子通常会做出仓促的判断，而没有考虑所有的证据。我们希望孩子能检查有哪些证据支持自己最初的想法，并考虑其他可能真实的情况，以便对情境得出更现实、更准确或更有用的观点。

侦探思维步骤

在本治疗项目中，我们将侦探思维步骤分为"停、慢、行"。"停、慢、行"描述了孩子在练习侦探思维时会做什么，并提供了一个简单的方式来记住每个步骤。

侦探思维从"停"这一步开始，因为在孩子进入情绪性情境之前，我们希望他停下来识别导致强烈情绪的想法。我们经常对情绪性想法采取行动，但并没有意识到它们的存在，或者理所当然地认为这些想法就是事实。这可能导致我们做出无益的情绪性行为。在"停"这一步中，孩子会识别情境、对这种情境产生的情绪性想法，以及他所相信的想法有多大可能性会成为现实。

侦探思维的第二步叫作"慢"，因为我们希望孩子学会放慢速度并认真思考他的想法有哪些证据。这可能很难做到，因为情绪的作用是让我们迅速采取行动，而无须花太多时间来考虑对情境的解释。请记住，在真正危急的情况下，情绪天然是有用的。在这样的情况下，花太多时间思考该做什么会使我们处于危险之中或阻碍我们获得所需的东西。在"慢"这一步，孩子会问自己一组侦探问题，帮助他考虑在这种情况下还有什么可能是真实的。

在第三步——"行"这一步中，孩子将根据收集到的新证据重新评估最初的想法成真的可能性，并提出更有帮助或者更实际的应对性想法。我们之所以称这个步骤为"行"，是因为我们希望孩子只有在根据证据提出新的、更准确的想法后，才继续应对情境。

工作表 15.1：针对父母的侦探技术（在本次会谈的末尾）提供了练习侦探思维的分步指南。该工作表与孩子在本次会谈中以及下周在家中练习侦探思维所使用的工作表完全相同。我们为你提供了该工作表的几份副本，因此，除了帮助孩子练习外，你也可以针对自己的一些情绪性想法练习侦探思维。侦探思维可能是一项较难练习的技术，将它用于你的情绪性想法可以帮助你在孩子艰难地练习这种技术时对他表达共情——这也是一种相反的养育行为。你的团体带领者也可能将这一工作表作为家庭练习布置给你。

正如我们之前提到的，情绪试图让我们迅速采取行动，而不去花太多时间思考正在发生什么事情或者应该怎么做。出于这个原因，当我们处于强烈的情绪中时，使用侦探思维通常是非常困难的。实际上，使用侦探思维的最佳时间是在我们进入可能引起焦虑、伤心、愤怒或其他情绪的情境之前。在遇到情绪性情境之前，改变对情绪性情境的思考方式有助于降低处于这种情境时的情绪强度，使我们能够提前确定如何应对情境，并增加实际使用技术的可能性。不过，提前使用侦探思维需要做一些计划。在本次会谈结束时，你将与孩子一起完成一项活动，活动的内容是确定孩子可以提前使用侦探思维而受益的情绪性情境。

情绪性养育行为：过度控制和过度保护

作为父母，你会有一种天然且有益的冲动去照顾你的孩子，并保护他不陷入危险境地。这是你从孩子出生之日起就一直在为他做的事情。事实上，当你对孩子表现出关心和保护的态度时，你的身体甚至会释放某些化学物质，这是身体在正强化我们照顾孩子的方式。生物学、情绪反应和社会因素共同促进了这些保护行为，它们是你的孩子生存至今并茁壮成长的原因。

然而，这些保护性冲动的不利之处在于，它们经常出现在假警报的情境中。假警报是指孩子表现出痛苦，但事实上并没有真正处于任何危险中，也并不非常需要你的保护或照顾。当这种情况发生时，我们称之为**过度控制**或**过度保护**，因为你是在试图控制孩子可以自行处理的情境，或保护孩子不陷入实际上不需要保护的情境。换言之，这些情境对孩子来说可能是痛苦的，但并不是孩子需要避免经历的。当父母对孩子过度控制时，他们可能会将孩子的整个周末日程都排满，以确保孩子不会感到太无聊或太沮丧；或者他们可能会替孩子完成学校作业，为了让孩子尽可能获得最好的成绩。当父母对孩子过度保护时，如果女儿害怕向老师提问，他们可能就会亲自去学校和老师讨论女儿的作业；如果儿子一直对自己踢足球的表现感到沮丧，或者队里有同伴让他感到生气，父母就不再让他踢足球了。当你出于天然的保护冲动做出这类行为时，你的孩子可能会在当下感觉好一些，因为你正在保护他不陷入会引起强烈情绪的情境。相应地，你也会感觉好一些，因为你帮助孩子回避了一个可能让他不安的情境。

　　然而，就像其他情绪性养育行为一样，过度控制和过度保护最终会使孩子长期陷入无益的情绪性行为的循环中。为什么会发生这种情况呢？首先，当你介入并控制或保护孩子远离某个情境时，孩子会得到这样一个信息，即这种情境中的某些东西是需要害怕或回避的。否则，为什么父母会介入？这种信念会维持孩子与情境相关的恐惧和痛苦。其次，过度控制或过度保护的养育行为久而久之会降低孩子的自我效能感。**自我效能感**是指孩子相信自己有能力成功和独立地应对困难或解决具有挑战性的问题。我们的自我效能感来自反复面对和学习应对这些情境或问题的经验。当我们不必要地保护孩子并替孩子解决问题或控制情境时，会阻止孩子获得这些体验，进而会限制他们发展这种自我效能感的能力。最后，过度控制和过度保护的养育行为维持了孩子有问题的情绪性行为的循环。孩子可能会继续回避情绪性情境，因为他们知道你会允许他们这么做，或者你会介入。

相反的养育行为：健康且允许独立

　　本治疗项目的一个重要目标是增加孩子的信心，相信自己有能力接近和应对引起强烈情绪的情境或其他困难情境。你可以帮助孩子建立信心并培养更好的应对技巧，方法是在你之前试图控制或保护孩子的情境中，逐渐开始给予孩子更多独立性。你应该知道，当你第一次让孩子在这类情境中更加独立时，他的痛苦可能会暂时增加。孩子的情绪和行为也可能变得强烈，因为他试图引起你的注意，希望你像过去那样介入去保护他或控制局面。

　　当你第一次给予孩子更多独立性时，重要的是保持循序渐进的节奏，尽可能减少孩子的痛苦并增加他取得成功的可能性。逐步促进独立行为和应对方式的一个方法是**塑造**。当你希望孩子能够独立做出某个行为，但也知道他可能无法第一次就成功或者立刻就能做到的时候，塑造是一种有用的养育策略。在这种情况下，你可以使用塑造来奖励孩子，只要他连续渐进地尝试或一步步尝试所需的行为。例如，如果你一直替孩子安排他的活动内容，那么孩子可能很难自己打电话邀请朋友来玩。你可以先表扬或奖励孩子尝试找出朋友的电话号码，然后表扬孩子打电话或发短信向朋友问好，再表扬孩子打电话询问朋友的周末计划。

在接下来的一周里，你将使用工作表 15.2：鼓励独立行为，来确定你想要鼓励孩子开始更独立地应对的三个任务或情境。如果有些任务或情境会引起孩子的强烈情绪，可以不必设置它们，可以选择像早上独立准备上学或独立制作下午茶之类的任务。一旦你确定了三个情境或任务，请选出本周重点关注的一项。请说明你将如何塑造这种行为，以及每次孩子能够连续渐进地尝试做出这种行为时，你会提供什么样的奖励或强化。

你的孩子在本治疗项目中学到的侦探思维等技术可以用来应对许多不同的情绪。同样，你在本治疗项目中学到的相反的养育行为也可以应用于许多不同类型的情绪性情境。你之前已经了解到，可以使用强化来鼓励良好的行为，并使用情绪侦探技术来更有效地管理情绪。你还了解到，通过忽略轻微的不当行为或情绪表现（例如，不给予关注），可以减少这些不受期待的行为。**正强化、有计划的忽视以及两者相结合都可以用来鼓励孩子的独立行为。**请看图 15.1，了解具体的操作建议。

1. **强化**孩子独立使用情绪侦探技术、问题解决或接近困难情境的尝试。就像强化其他行为一样，你可以使用表扬、给予关注或者提供小的奖励等方法。以下是关于使用强化来鼓励独立行为的一些建议：

   • 强化独立行为时不必考虑结果，比如：
     ——强化孩子使用情绪侦探技术的尝试，即使孩子仍然感到焦虑或不安；
     ——强化孩子制订时间表来完成学校任务的做法，即使他没有全部做完；
     ——强化孩子独立穿衣服的行为，即使他选择的衣服在当时的天气下不够暖和。

   • 当孩子独立完成行为之后，尽可能及时地给予强化。

   • 确定你选择的强化方式确实能起到奖励孩子的作用。比如，当父母在孩子的同伴面前表扬他们的时候，很多焦虑的孩子会感觉尴尬，这时候，表扬就没有起到强化的作用。

2. 练习**有计划地忽视**轻微的痛苦表现和求助的请求，特别是在你知道孩子有能力做出独立行为的情况下。如果你主动选择不注意或不强化痛苦表现和求助的请求，这些行为就会逐渐停止。

3. 结合正强化和有计划的忽视，**有区别地强化**期待的行为。即使孩子在某些情境下表现得并不恰当，你仍然可以强化其中有助于发展独立性的行为，比如：

   • 强化孩子走向汽车的行为，即使他在抱怨要去参加生日聚会。

   • 强化孩子继续独立完成家庭作业的行为，即使他不停地抱怨作业非常无聊。

图 15.1

使用强化来鼓励独立行为

工作表 15.1：针对父母的侦探技术

当你的孩子掉入思维陷阱时，可以使用情绪侦探技术来摆脱陷阱。**侦探思维**是一个逐步推进的过程，你的孩子正在学习以侦探的方式评估情绪性想法——就像用证据检验猜想一样。请按照以下步骤识别你自己的或该子的一种情绪性想法，并收集证据。

步骤		答案
发生了什么？		
你有哪些想法？		
对正在发生的事情的最佳猜想	发生的可能性有多大？（0～100%）	
	思维陷阱是什么？	
	过去发生了什么？我以前如何处理过这种情况？	
线索	我是否百分之百地确定我的情绪性想法是真实的？	
	还有什么其他可能？	
	现在这种情况是否有好的方面？	
	如果我的情绪性想法是真实的，我能应对吗？	
检验你的最佳猜想	发生的可能性有多大？（0～100%）	
我有什么应对的想法？		

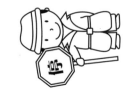
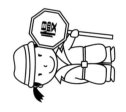
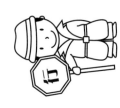

步骤		答案
发生了什么？		
你有哪些想法？		
对正在发生的事情的最佳猜想	发生的可能性有多大？（0～100%）	
	思维陷阱是什么？	
	过去发生了什么？我以前处理过这种情况吗？	
	我是否百分之百地确定我的情绪性想法是真实的？	
线索	还有什么其他可能？	
	现在这种情况是否有好的方面？	
	如果我的情绪性想法是真实的，我能应对吗？	
检验你的最佳猜想	发生的可能性有多大？（0～100%）	
我有什么应对的想法？		

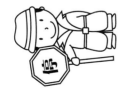
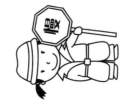
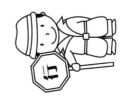

步骤	答案
发生了什么?	
你有哪些想法?	
对正在发生的事情的最佳猜想	
发生的可能性有多大? (0~100%)	
思维陷阱是什么?	
过去发生了什么? 我以前处理过这种情况吗?	
我是否百分之百地确定我的情绪性想法是真实的?	
线索——还有什么其他可能?	
现在这种情况是否有好的方面?	
如果我的情绪性想法是真实的, 我能应对吗?	
检验你的最佳猜想——发生的可能性有多大? (0~100%)	
我有什么应对的想法?	

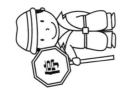
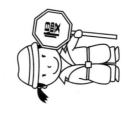
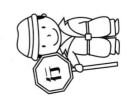

工作表 15.2：鼓励独立行为

　　父母有天然且有益的冲动去保护和照顾自己的孩子。但是，如果我们在假警报的情境中也如此行动，就会造成过度控制和过度保护的养育方式。假警报是指我们的孩子并没有真正处于危险当中，或者并没有确实需要帮助。在下周，你将开始练习相反的养育行为，这种养育行为更加健康并允许孩子独立。作为开始，请你找出你相信孩子可以独立应对的三个任务或者情境，并填写下表。

我的孩子可以表现得更独立的三件事：

1. _____

2. _____

3. _____

　　选择你已经确定要在下周鼓励孩子做出的某个独立行为。在下表空白处填写 3 ~ 5 个塑造该行为的方式，以及当孩子完成每一个步骤时，你会提供什么样的强化。

这周我的孩子将做出的一个独立行为：

_____

这周我将会强化的行为需要哪些步骤，以及我将如何分步骤进行强化：

行为步骤	强化方式

第 7 次父母会谈的目标

■ 区分两种情绪侦探技术——侦探思维和问题解决

■ 学习问题解决的步骤

■ 学习如何帮助孩子应用问题解决来处理与他人的冲突

■ 学习如何促进孩子在家独立使用侦探思维和问题解决技术

两种情绪侦探技术：问题解决和侦探思维

在本治疗项目的"真（侦探技术）"板块，你的孩子已经学习了一些情绪侦探技术，帮助他们在情绪性情境中用更灵活和更有益的方式思考。在上一次会谈中，我们重点帮助孩子学习如何对自己在情绪性情境中产生的最初想法做出更灵活的思考，并且把它当成一个可以用证据检验的假设或猜想。这项技术叫作侦探思维，你和你的孩子应该已经开始在家进行练习了。**侦探思维**是一种**次级控制**策略，因为当情境本身并不是真正的问题所在，或者情境不能被控制或改变的时候，这种策略会很有帮助。即使你的孩子无法控制情境，他也可以学会调整自己思考问题的方式。你和你的孩子今天将学习的情绪侦探技术是**问题解决**，有时也被称作**初级控制**策略，因为在情境本身就是一个问题的时候，这种策略非常有用，你的孩子能够针对问题本身做一些事情。

为了说明这一点，我们首先假设你的孩子一直在准备关于恐龙灭绝的一次大型课堂汇报。孩子认真地记下任务，和老师进行讨论，以确保自己清楚地理解了内容，提前做准备，并且最近几天一直在练习。你很清楚孩子已经做好了充分的准备。但是在演讲的那天早上，孩子开始担心自己的演讲会出错，会得不到好成绩。孩子变得非常紧张，要求待在家里不去上学。

现在想象一下，孩子面临同样的情况，即今天不得不做一个关于恐龙灭绝的演讲，但这一次，他没有提前与老师讨论任务。当孩子的朋友和他一起去学校时，他的朋友告诉他，这个演讲根本不是关于恐龙灭绝的！相反，它要求孩子详细介绍他最喜欢的恐龙的饮食、栖息地和行为。孩子立即开始担心自己的演讲内容不正确，而且会得到很差的成绩。于是孩子要求待在家里不去上学。

你认为在以上哪种情境中，侦探思维最有帮助？在哪种情境中，问题解决最有帮助？尽管在这两种情境中使用这两种技术都可以，但侦探思维可能对第一种情境更有帮助，因为你的孩子对这种情境的想法是最大的问题。孩子清楚地理解了作业并做好了充分的准备，因此他对演讲会出错和成绩会不好的想法很可能是一个思维陷阱（比如，灾难达雷尔）。相比之下，在第二种情境中，孩子的想法可能并非完全不准确。你的孩子有充分的证据证明他确实没有正确地完成作业（尽管仍然不太可能得到非常糟糕的成绩）。在这种情境中，误解任务并错误地完成任务是主要的问题，因此问题解决可能是最有帮助的情绪侦探技术。这两项技术的目的是帮助你的孩子更灵活地思考对情绪性情境的解释，或者针对情绪性情境想出可能的解决方案。希望使用这些技术能帮助你的孩子顺利地去上学。

问题解决步骤

问题解决可能是你和你的孩子以前就以某种方式练习过的一种技术，但是你当时可能没有意识到你正在使用它。当我们遇到会带来强烈情绪（如恐惧、伤心或愤怒）的问题时，我们经常会在解决这些问题时一而再再而三地陷入僵化模式。如果你回想一下我们在上两次会谈中提到的情绪对灵活思维的影响，你会发现事实的确如此。情绪常常试图让我们快速思考，这样我们就能回避危险情境或立即获得帮助。这意味着，当我们面对一个引起强烈情绪的问题时，我们通常会按照头脑中想到的第一个解决方案采取行动，而没有考虑其他可能的解决方案。问题是从长远来看，我们想到的第一个解决方案并不总是最有帮助的。我们重复选择同一类解决方案的次数越多，就越容易陷入困境，越少考虑其他类型的解决方案。问题解决的目的是学会更灵活地思考解决方案，以便选出最有帮助的那个。

问题解决是一个分步骤执行的过程，你的孩子必须学习并练习问题解决的全部五个步骤才能保证技术产生效果。你可以查看图 15.2，具体了解每个步骤的更多内容，以及有关如何与孩子一起使用这些步骤的重要提示。

就像你的孩子一直在学习的其他情绪侦探技术一样，问题解决对成人也会有所帮助。很遗憾，我们都有很多问题，而且都倾向于用同样的方法解决问题，而不是灵活地考虑其他可能的解决方案。在本次会谈中，你的团体带领者可能会使用成人在日常生活中遇到的一些典型问题来引导你完成问题解决的步骤（参见工作表 15.3：问题解决分步练习）。我们还鼓励你在下周使用问题解决技术来解决你自己的一个问题，从而进一步练习这一技术。

将问题解决应用于与他人的冲突

与没有强烈情绪困扰的儿童相比，有强烈情绪困扰的儿童可能会在生活中与朋友、家人、老师或其他成人产生更多冲突，或者面临其他人际关系挑战。原因可能有多种：首先，人际冲突和挑战肯定会引发强烈的情绪，你可能从自己的经历中已经体会到这一点了；其次，经历强烈的情绪可能会做出回避、退缩和攻击等情绪性行为，这肯定会导致孩子与他人的关系出现问题；最后，由于长期频繁采取情绪性行为，有强烈情绪困难的儿童可能缺乏与他人打交道的有效技能。他们可能不具备良好的能力来管理冲突、发起对话、

1. 定义问题

是什么：尽可能简单、明确、具体地陈述问题。
为什么：你的孩子无法在不知道问题是什么的情况下解决问题。你的孩子陈述问题的方式将会影响他提出的解决方案。

2. 对解决方案展开头脑风暴

是什么：鼓励你的孩子尽可能多地提出解决方案，即使方案是"愚蠢的"或者他并不认为它行得通。
为什么：儿童经常在没有仔细思考解决方案的时候就去评判它们。我们就是希望鼓励孩子展开头脑风暴，不必加以评判，以促进更灵活的思考。

3. 列出每个解决方案的优点和缺点

是什么：现在是时候开始评估了！考虑每个解决方案的优点和缺点，帮助你的孩子权衡每个解决方案。
为什么：仔细考虑每个解决方案，可以帮助孩子发现他可能会立即拒绝的解决方案有什么优点，以及可能会立即选择的解决方案有什么缺点。

4. 选择一个解决方案，并尝试一下

是什么：基于提出的优缺点，帮助孩子选择一个解决方案，并且尝试一下。这种解决方案的优点可能多于缺点，或者优点的分量超过了任何缺点。
为什么：目前，你的孩子已经系统评估过每一种解决方案了，有了足够的信息和证据来做出明智的选择，而不是仅按照情绪去行动。

5. 如果需要，重复进行一次问题解决步骤

是什么：和孩子一起检验第一个解决方案的效果如何。如果并不奏效，孩子可能需要尝试不同的方案，或者调整已经尝试的方案。
为什么：即使经过问题解决的步骤，孩子所选择的解决方案仍然可能没有效果。如果发生这种情况，那么这是一个和孩子讨论"毅力"的好机会，还可以尝试其他的解决方案，直到产生效果。

图 15.2

问题解决步骤

维护自身权益或让他人理解自己的观点。

好消息是，问题解决是一种情绪侦探技术，你的孩子可以用它来应对人际困难，并选择更有效的解决方案。以下是一些人际关系的例子，在这些情境中，有强烈情绪的孩子可以通过问题解决而受益。

- 有焦虑情绪的儿童在被朋友欺负或利用时可能难以保护自己。
- 有抑郁情绪的儿童可能一直处于孤立或脱离朋友的状态，需要修复友谊。
- 难以处理愤怒情绪的儿童很容易与朋友发生冲突，说出一些之后会令自己后悔的话。
- 有焦虑情绪的儿童在转学后可能很难交到新朋友。
- 有抑郁情绪的儿童可能因为疲劳或情绪低落而交不上作业，导致成绩不好或与老师发生矛盾。
- 与兄弟姐妹争吵的儿童可能很难在不打架或不争吵的情况下与他们平静地玩耍。

可以思考一下，你的孩子在与其他人相处时会遇到哪些困难。当这些问题出现时，你可以建议他使用问题解决的步骤来弄清楚该怎么做。你可以先引导孩子完成这些步骤，如果孩子想出的解决方案有限，你可以提出其他解决方案，并指出孩子可能错过的其他优缺点。当你帮助孩子展开头脑风暴并权衡每种解决方案的利弊时，还要考虑孩子目前掌握的技术和能力。比如，一个对社交极度焦虑的孩子刚到一所新学校，他可能很难去参加游戏，或在午餐时与完全不熟悉的同伴坐在同一张桌子上。如果孩子正在考虑许多与目前的能力水平不符的解决方案，你需要引导他找到一些更现实或更可行的解决方案。

促进独立使用侦探思维和问题解决技术

在上次会谈中，我们花了一些时间讨论过度控制和过度保护的情绪性养育行为，以及相反的、健康的并允许独立的养育行为。从那时起，你已经开始识别出孩子可以更独立地做到的行为了，以及通过连续接近（逐步）和使用奖励来塑造行为的方法。在接下来的几周里，你需要继续使用塑造技术来促进孩子的这些独立行为。此外，我们还希望你开始将这些原则应用于孩子在本治疗项目的"真（侦探技术）"部分所学习的技术上——侦探思维和问题解决，以便他可以开始更独立地使用这些技术。

当孩子经历强烈的情绪时，他们往往会向父母或其他成人寻求安慰，或者试图请求父母或其他人为他们解决问题。正如我们所讨论的，父母有保护和照顾孩子的天然冲动，因此经常毫不犹豫地介入，为孩子提供安慰或解决问题。这样做通常会让父母感到有益和有效，而且似乎也可以暂时减轻孩子的困扰。但是，现在你可能已经意识到了，为孩子提供过多的安慰或介入来帮助其解决具有挑战性的问题，代表着另一种形式的过度保护或过度控制。你给孩子的安慰越多，孩子就越依赖你的安慰，也就越不能独立地评估害怕的后果是否现实。寻求安慰会成为孩子在感到痛苦时采取的一种情绪性行为，有些孩子甚至可能会相信，只有当父母向他们保证情况会好转时，情况才会好转。而且，当父母介入为孩子解决问题时，孩子在解决自己的问题时就变得不那么灵活和有效了，并且会对自己解决问题的能力失去信心。

幸运的是，现在你的孩子在解决他的问题时可以使用两种新的情绪侦探技术——侦探思维和问题解决，而无须向你过度寻求安慰。在接下来的一周里，你的工作是在孩子开始寻求过度安慰时，鼓励孩子练习侦探思维，并在孩子似乎陷入困境而想让你帮忙解决问题时，鼓励孩子练习问题解决，从而促进他们更独立地使用这些技术。在决定怎样促进这些技术的独立使用时，请注意考虑孩子目前的能力。有些孩子会很快掌握并喜欢使用这些技术。对于这些孩子，提供像"记得侦探思维吗？"或"为什么不通过问题解决的步骤来应对这种情况呢？"之类的提示可能就足够了。有时，使用"你怎么看待（那种情况）？"这样简短的反问来回应孩子寻求安慰的要求可能也会有效。但另一些孩子或许需要更多的塑造，并且可能需要你在开始时，引导他们完成侦探思维或问题解决的每一步，直到他们感觉可以自如地使用这些技术为止。

本次会谈的家庭练习是使用工作表 15.4：在家塑造侦探思维和问题解决，可用它来练习塑造孩子在家中使用这些情绪侦探技术。当你的孩子在本周遇到某个情境或问题而进行不切实际或无益的思考时，请帮助他分别完成侦探思维和问题解决的步骤。尽量在帮助孩子回忆和练习步骤与鼓励他尽可能独立行动之间保持平衡。该工作表上有几列需要你标明目前孩子在这些技术的哪些方面需要你提供帮助，以及你计划如何根据本周的经验在下一次进一步促进孩子独立使用技术。别忘了，在孩子练习每一项技术时给予他小奖励！

工作表 15.3：问题解决分步练习

练习将你所学的问题解决步骤用于应对生活中让你感觉糟糕的问题情境。在你自己的问题上，尝试运用这些步骤能够让你更有效地帮助你的孩子练习这项重要的情绪侦探技术，并且也能够帮助你解决自己的问题。

---

1. 定义问题

2. 对解决方案展开头脑风暴

（1）_____

（2）_____

（3）_____

（4）_____

（5）_____

3. 列出每个解决方案的优点和缺点

解决方案	优点	缺点
（1）		
（2）		
（3）		
（4）		
（5）		

4. 选择一个解决方案，并尝试一下！

我的解决方案是：

更多的问题解决分步练习

1. 定义问题

2. 对解决方案展开头脑风暴

(1) _____

(2) _____

(3) _____

(4) _____

(5) _____

3. 列出每个解决方案的优点和缺点

解决方案	优点	缺点
(1)	_____	_____
(2)	_____	_____
(3)	_____	_____
(4)	_____	_____
(5)	_____	_____

4. 选择一个解决方案，并尝试一下！

我的解决方案是：

工作表 15.4：在家塑造侦探思维和问题解决

侦探思维和问题解决对儿童来说是非常有用的，但有时也是较难学习的技术。上周，你开始逐步塑造你期待从孩子身上看到的独立行为。本周，你将练习塑造侦探思维和问题解决。我们已经为你分解了这些技术的步骤。对于每个步骤，请你标明孩子是否能够独立完成，或者孩子是否需要你的帮助。填写此工作表可以帮助你了解孩子对这些技术的掌握情况，这样你就能够随着时间的推移逐渐减少为孩子提供的帮助，使你的孩子更加独立。另外，不要忘记对孩子练习技术给予奖励——这是塑造过程中的重要环节！

塑造侦探思维		
步骤	我的孩子是否需要帮助?	我可以如何帮助孩子在下一次更独立地完成这个步骤?
1. 记得使用侦探思维	是 / 否	
2. 记得"停、慢、行"	是 / 否	
3. 识别情境和无益的思维	是 / 否	
4. 识别思维陷阱	是 / 否	
5. 记得提出侦探式提问	是 / 否	
6. 基于证据提出一个新的更现实的想法	是 / 否	
我给孩子的奖励：		

塑造问题解决		
步骤	**我的孩子是否需要帮助?**	**我可以如何帮助孩子在下一次更独立地完成这个步骤?**
1. 记得使用问题解决	是 / 否	
2. 记得问题解决的五个步骤	是 / 否	
3. 定义问题	是 / 否	
4. 对解决方案展开头脑风暴	是 / 否	
5. 选择一个解决方案	是 / 否	
6. 记得尝试解决方案	是 / 否	
我给孩子的奖励:		

第 16 章

体验我的情绪

（第 8—14 次父母会谈）

第 8 次父母会谈的目标

■ 理解体验情绪而不是回避或压抑情绪的重要性

■ 学习并练习觉察当下的技术

■ 学习并练习非评判觉察技术

■ 开始建立情绪性行为表（父母版），为即将到来的暴露练习做准备

为什么要体验情绪？

欢迎来到本治疗项目的情绪部分："体验我的情绪"。情绪技术在所有"感想真轻松"技术中是学习时间最长的技术（长达 7 次会谈！），其长度反映了这项技术在治疗中的核心重要性。在这部分的治疗中，你的孩子将开始接近和体验产生强烈情绪的情境，而不是采取回避或其他情绪性行为来减少或逃避情绪。根据我们的经验，许多父母注意到，孩子最快和最显著的进步发生在这一阶段的治疗中。情绪部分的治疗也给了你的孩子很多机会，在强烈情绪出现时，他可以把已经学到的感受技术、想法技术和侦探技术运用到实际生活中。

你的孩子过去在经历强烈情绪时，可能会非常努力地摆脱这些情绪（并且可能已经发现情绪性行为在短期内非常有效）。例如，孩子可能非常习惯回避、逃开、抨击、压抑或忽视情绪。尽管这些类型的情绪性行为或许能让情绪在短期内缓解，但正如我们之前所解释的，这些情绪性行为通常会在长期内维持甚至强化强烈情绪，强化有问题的情绪性行为循环，并降低儿童在情绪性情境下的自我效能感。

在本治疗项目的情绪部分，我们将采取相反的态度来面对强烈情绪，也就是鼓励你的孩子逐渐接近和耐受不舒服的情绪，而不是试图回避或抑制情绪。你应该做好准备，因为孩子可能会在一开始时感到非常不舒服。有些孩子甚至会在短时间内出现症状的增加，这是因为他们开始体验自己一直回避或忽视的情绪。然而，在孩子练习体验自己的情绪后，他会开始认识到，如果让情绪顺其自然地发展，强烈情绪并不会持续很长时间。最终，你的孩子由强烈情绪导致的痛苦会开始减轻，情绪体验的持续时间和强度也将随着时间的推移而减少。你的孩子还将学会运用在治疗中学到的情绪侦探技术，来更有效地管理这些强烈的情绪。

在本次会谈中，你的孩子将学习一些通用的技术，以便在情绪出现时注意并觉察它们。在下一次会谈中，孩子将练习使用这些技术，学习与轻微的情绪困扰共处并体验它们。在第 10—14 次儿童会谈中，孩子会开始做一些活动，到时，他们将借助所有的情绪侦探技术，通过这些活动来应对一些情境，这些情境曾经引起他们的强烈情绪，并且导致他们采取回避等有问题的情绪性行为。这些活动被称为情境性情绪暴露，你和你的孩子将在下一次会谈中更详细地了解这些活动。现在，让我们来讨论一些技术，帮助你的孩子学会注意和体验情绪，并能与情绪共处，直到它们消失。

觉察当下

你是否有过这样的经历：到达某个地方时已想不起路上发生的任何事情；在忙碌中快速吃完一顿饭，但是一点都不满意；参加一个培训或演讲，到了快要结束时，你发现自己并没有注意到演讲者说的任何话。我们都有过这样的经历：对当下毫无觉察，或许仍沉浸在昨天和伴侣的争吵中，或许想着在当天结束前需要完成的所有任务，又或许只是心不在焉。这种体验有时被称为"**自动驾驶**"，指的是我们在做日常事务时，并没有意识到当时在做什么或者在怎么做。

如果有太多时间处于"自动驾驶"状态而不关注此时此刻，这会对我们的情绪和心境产生重大影响。首先，研究表明，无论做的是什么活动，意识到我们正在做什么比没有意识到能让我们更快乐。对此时此刻的觉察也能让我们更准确地识别当前的情绪及其强度。如果我们不知道自己的感觉是什么，以及为什么会有这种感觉，我们就更有可能在情绪的驱动下立即采取行动，而没有首先考虑最好的行动方案。我们越能觉察到自己的情绪，就越能体会到情绪会自然地起起落落，最终会在我们不采取任何措施的情况下自行消失。

觉察当下是一种与"自动驾驶"相反的行为。觉察当下指的是只关注当下正在发生的事情，而不是关注过去（我们无法改变）或未来（还没有发生）。当我们练习觉察当下时，我们就是在注意当下时刻，对自己说一些关于当下的事情，并允许自己充分地体验它。图 16.1 更详细地描述了觉察当下技术的每一个步骤。

在本次会谈中，你的孩子将进行几个练习，从而更有意识地觉察当下，你也会在父母会谈中做其中一些练习。在接下来的一周里，你和你的孩子将继续练习觉察当下（以及后面会提到的非评判觉察），届时，你们要将这些技术应用到一周中自然产生的情绪、情境和体验中。许多孩子在学习这些技术时面临很大的困难，所以你可能需要先和你的孩子在一些非情绪性情境里练觉察当下是一种技术，要求你有意识地将你的注意力集中在此时此刻正在发生的感觉、情绪和体验上。当我们只关注当下的时候，我们对过去或未来的担忧会减少，而对当前的情绪体验会有更多的觉察，包括我们的想法、身体感觉和行为，并认识到情绪会来来去去，其本身并不危险。觉察当下包括三个步骤：注意我们周围或内心的事物，说一说我们正体验到的事情，以及充分体验此时此地的一切。继续阅读下文，进一步了解这些技巧以及如何使用它们，并与你的孩子进行练习。

- **注意它**

    "注意它"指的是默默关注我们内心或周围的事物。帮助你的孩子使用五种感官，注意自己周围有什么，以及任何可能体验到的内在身体感觉。鼓励孩子只是注意，不必用语言描述自己的体验。

- **描述它**

    "描述它"就是"说一些关于它的事情"，指的是不加评判地描述我们外部和内部体验到的事实。现在鼓励你的孩子尽可能详细地说出注意到的事情。帮助孩子说出他们注意到的颜色、质地、味道、温度、感觉或气味。鼓励孩子聚焦于事实，只描述有什么，而不评判内部或外部的感觉。

- **体验它**

    "体验它"指的是让我们自己沉浸在当下的时刻，充分体验此时此地正在发生的事情。通过让你的孩子投入并专注于他正在做的事情，尽可能减少分心，来帮助他体验当下的时刻。

记住：当练习觉察当下时，你的孩子（和你）可能会出现分散注意力的想法或评判。如果出现这种情况，就温柔地把孩子（和你自己）的注意力拉回到当下正在发生的事情上。

图 16.1

注意它、描述它、体验它

习它们（比如，在吃饭或走路的时候练习保持觉察），然后逐渐地在情绪性情境中练习（当孩子体验到一种难以应对的情绪时，练习保持觉察）。你可以在表 16.1 中看到更多的非情绪性情境和情绪性情境的例子，它们能够帮助你的孩子练习不同形式的觉察。

表 16.1　用于觉察练习的非情绪性情境和情绪性情境示例

非情绪性情境	情绪性情境
在家附近散步	复习考试
做一项家务	输掉游戏，感到沮丧
乘坐汽车	看伤心或恐怖的电视节目
玩游戏或做运动	在活动或练习时迟到
吃零食	练习乐器
玩玩具	因为下雨，不能在外面玩

非评判觉察

　　想象一下，你家附近新开了一家餐馆。你遇到一个朋友，前几天晚上，她刚在这家餐馆吃过饭。她对这家餐馆赞不绝口，说那里的食物很棒，气氛舒适放松，服务也是她很长时间以来在所有地方遇到过的最好的。然后，你遇到了你的邻居，他最近也去了那家新餐馆。与你朋友的评价相反，他告诉你，那里的食物很一般，气氛很沉闷，服务也非常粗鲁。他们的评价会如何影响你对餐馆的体验呢？哪种评价会说服你去那里吃饭，哪种评价会让你想留在家里？

　　评判指的是对某事物或某人价值的评价。评判是人的本性——我们每天都会对各种事物和情境做出评判。当你说早上的交通很"可怕"时，你在对交通做评判；当你告诉孩子他的考试成绩"很好"时，你在对他的表现做评判；或者当你说你的午餐尝起来"很恶心"时，你在对你的午餐做评判。我们每天做出的许多评判是无害的，甚至是有益的。如果从进化的角度看，评判一块腐烂的水果或者评判攻击者是"坏的"，有助于保护我们的祖先的安全。然而，评判在某些情境下会导致问题，特别是当我们评判自己的情绪和情绪反应时。

受困于强烈情绪的儿童（和成人）往往会对自己的情绪做出更多负面的评判。如果你的孩子认为生气是不对的，难过的时候哭是愚蠢的，或者害怕其他孩子不害怕的东西很傻，他就会对自己的情绪做出评判。当你的孩子体验或表达情绪时，这种对情绪的负面评判会让他更加难过，因为他认为这样的感觉是不对的。孩子可能会更努力地做一些事情，试图摆脱或回避与这些评判相关的负面情绪，结果却强化了有问题的情绪性行为循环。

你的孩子将在本次会谈中练习一种叫作"**非评判觉察**"的技术，帮助他对自己的情绪体验采取一种更中立、更好奇，甚至更友善的态度。非评判觉察是一种对当下的觉察，它以基于事实的、中立和非评判的方式注意和谈论我们的情绪。评判常常加强我们的情绪反应，所以练习对情绪和情绪性情境做出非评判觉察有助于降低强烈情绪的强度。

患有情绪障碍的儿童的父母经常因为孩子的强烈情绪和情绪性行为而感到沮丧和泄气。沮丧、泄气和其他感觉会导致父母对孩子或孩子的行为做出评判。例如，父母可能会认为孩子在上学前发脾气是"无理取闹"，或者对兄弟姐妹大喊大叫是"不懂规矩"。这些评判完全是自然的反应——所有父母都会时不时地做出这样的评判。然而，评判会让你对孩子感到更加沮丧和灰心丧气，并对其采取我们在治疗中讨论过的一些情绪性养育行为。忠于事实，只是简单地描述孩子的行为，可以增加对孩子的共情，减少采取情绪性养育行为的可能性。在本周的家庭练习中，请使用工作表 16.1：父母在家中的非评判觉察练习，写下未来一周你对孩子做出的一些评判，以及你应该怎样将这些评判转变为更中立的陈述。留意在你的评判改变后，你对孩子的情绪和想法是否也有了改变，并写下你注意到的任何变化。

创建一张情绪性行为表（父母版）

几周后，你的孩子会开始接近他目前正在回避的情绪性情境，或者在引起强烈情绪的情境下逐渐停止采取情绪性行为。这些活动被称为**暴露**——你将在下一次会谈中学到更多有关暴露的知识。你的孩子将在会谈中以及每周在家时完成暴露。为了准备这些暴露活动，你需要创建一份包含不同情境的清单，这些情境目前会给孩子带来强烈的情绪，比如愤怒、担心、恐惧或伤心，你还要写下孩子会在这些情境下采取的情绪性行为。你应该从本周开始在家里使用表单 16.1：情绪性行为表（父母版）。你的团体带领者或孩子的治疗师将在下一次会谈中与你一起审核这张表单，孩子的治疗师也会在下周与你和孩子一起工作，为你们的情绪性行为表添加更多的项目。

在为下一次会谈做准备时，试着写出至少四五种不同的情境，你的孩子会在这些情境中体验到强烈的情绪，包括恐惧、担心、伤心、愤怒或其他情绪，而且会采取一些对他的长期成长非常不利的情绪性行为（例如，回避让他感到害怕或伤心的情境，或者在愤怒的情境下与他人打架）。对于每种情境，在表单上写出你的孩子表现出的无益的情绪性行为，以及你认为孩子体验到的情绪强度（标注在情绪温度计上）。此时，不必担心表单上情境的顺序——你的团体带领者和 / 或孩子的治疗师会帮助你建立合理的顺序，以便在接下来的两次会谈中有效地练习暴露。

工作表 16.1：父母在家中的非评判觉察练习

　　正如本章所讨论的，所有父母都会时不时地对自己的孩子做出评判。这些评判可能会导致父母感到沮丧和泄气，增加父母采取情绪性养育行为的可能性。在下面的空格中，写出本周你对孩子的情绪或行为做出的任何评判，以及你应该怎样将这些评判变成更真实或中立的陈述。在最右边的一列，请写出将你的评判改变为事实陈述后，你的情绪以及你对孩子的情绪或行为的解释有了怎样的改变。

对孩子的情绪或行为的评判	对孩子的情绪或行为的中立的或事实性陈述	评判的改变令我对孩子的情绪和想法产生了怎样的改变

表单 16.1：情绪性行为表（父母版）

使用这张表单来识别和描述导致你的孩子产生强烈情绪的情境，以及在这些情境下孩子采取的情绪性行为。使用下面的"情绪温度计"来评估你的孩子在每种情境下体验到的不适情绪的程度。当你创建这张表单时，重点考虑你期望在治疗过程中能够改变的、无用的行为，比如回避、逃离或其他不被期望的行为（如攻击）。你和你的孩子可以用最后一列（你有解决它吗？）来了解随着时间的推移，你的孩子在这些行为上取得了多少进步。

没有强烈的情绪	有一点强烈的情绪	中等强烈的情绪	很强烈的情绪	非常、非常强烈的情绪

0	1	2	3	4	5	6	7	8

情境	情绪性行为	情绪有多强烈？ （0—8 分）	你有解决它吗？ （有／没有）

第 9 次父母会谈的目标

- 学习情境性情绪暴露——一种不同类型的科学实验

- 了解在家中帮助孩子练习暴露时，你所扮演的角色

- 学习最后一种情绪性养育行为——过度示范强烈的情绪和回避

- 学习相反的养育行为——示范健康的情绪

- 继续填写孩子的情绪性行为表

了解情境性情绪暴露

在过去的 8 次儿童会谈中，你的孩子参与了几种不同类型的实验来体验一种情绪，然后（1）做出与这种情绪驱使他去做的相反的事情，或者（2）只注意到这种情绪，而不做任何事情。首先，在第 3 次儿童会谈中，你的孩子穿上了科学家的实验室工作服，来看看如果做出与伤心或厌烦情绪想让自己做的相反的行为时会发生什么。接下来，在第 4 次儿童会谈中，你的孩子做了一些实验来诱发不舒服的身体感觉，然后仅仅注意这些感觉，而不做任何事情来让它们消失，同时观察这些感觉会如何发展。最后，在第 8 次儿童会谈中，你的孩子学会了如何使用觉察技术去注意、描述并以一种不加评判的方式体验自己的情绪。通过参与这些不同类型的实验，你的孩子可能已经开始了解情绪。情绪虽然有时令他不舒服，但并非是不好的或危险的。即使他不采取行动，情绪也会自行消失。

这些实验都有助于为情境性情绪暴露打下基础——你的孩子将在下一次会谈中开始参与这种新型实验。在情境性情绪暴露的过程中，孩子要逐渐接近产生强烈情绪（包括焦虑、伤心、愤怒等）的情境，并停留在情境中，而不采取回避或其他情绪性行为。研究表明，这样的暴露练习对受困于强烈情

绪的人来说是一种最有效的干预措施，至少有三个不同的原因能解释为什么暴露如此有效。

　　思考一下，当你的孩子遇到引发强烈情绪的情境时会发生什么。孩子的情绪水平可能一开始很低，然后很快就会上升。例如，如果孩子害怕狗，走在街上时突然有一只狗开始接近他，孩子就可能产生与上面类似的体验。图 16.2 说明了你的孩子在这种情境下可能经历的情绪强度的快速攀升。黑色竖线表示你的孩子可能采取情绪性行为的起始点，例如，立即转身或者朝与狗相反的方向走。注意，当你的孩子逃离这种情境时，他的情绪水平会迅速下降。

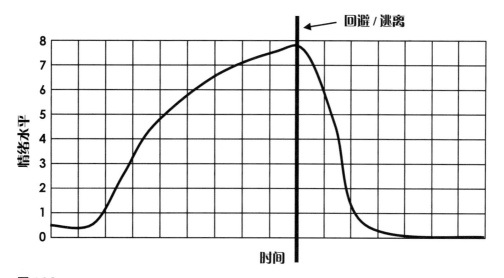

图 16.2

情绪曲线：回避 / 逃离

　　现在，让我们看一看图 16.3，看看如果你的孩子不避开狗，或者在其他诱发强烈情绪的情境下不采用情绪性行为，会发生什么。请注意，这时情绪水平的下降并不像前一张图中显示的那么快，但随着时间的推移，情绪确实会变得不那么强烈。停留在情绪性情境中，让情绪保持在那里，而不采取走开这样的情绪性行为，情绪的强度就会随着时间的推移而减弱。这一过程被称为习惯化，这也是暴露非常有效的一个原因。

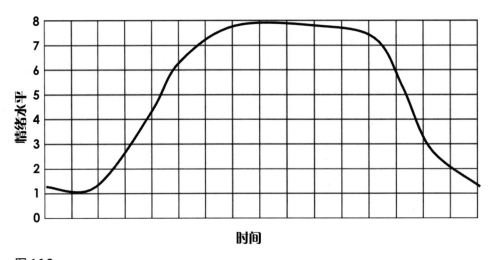

图 16.3

情绪曲线：习惯化

尽管习惯化通常以图 16.3 所示的方式发生，但实际并不总是如此，而暴露要起效也不是必须经历这样的过程。你的孩子强烈的情绪水平可能不会在他第一次完成暴露时就落到"0"分，甚至可能不会降低很多。这有时会让孩子和家长感到沮丧，但实际上不必因此而灰心丧气。对你来说，这是一个很好的机会，可以强化这样的想法，即有时我们需要反复练习才能发现变化或改善。根据图 16.4 所示，你的孩子练习待在情绪性情境中或忍耐不适情绪的次数越多，情绪强度就会变得越小，持续的时间也越短了。回到狗的例子上，如果你的孩子越多练习和狗待在一起，而不是试图逃离或回避，那么随着时间的推移，孩子就会越来越不害怕狗。换句话说，习惯化即使没有在单次暴露过程中发生，也常常在反复练习中发生。

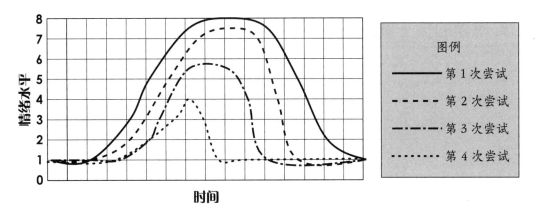

图 16.4

情绪曲线：练习带来的习惯化

正如我们之前提到的，习惯化并不是解释暴露为何如此有效的唯一（甚至不一定是最重要的）原因。如同你在之前的治疗中了解到的，你的孩子在接近一种情绪性情境时，很有可能掉入某种思维陷阱，比如认为最坏的结果会发生（灾难达雷尔）或忽视这种情境的积极方面（消极的尼娜）。如果你的孩子继续在这些情境下回避或采取情绪性行为，他就一直没有机会看到情境并不像原先认为的那样糟糕，甚至可能还有积极的方面。暴露可以让孩子发现自己对某一情境的无用或不切实际的信念，然后驳斥这些信念，并基于证据得出新的、更现实的信念。例如，你的孩子和狗待在一起的时间越长，就越没有证据证明狗会攻击自己，反而越有证据证明大多数狗是友好的。

最后，暴露很有帮助的另一个原因是教会你的孩子忍受不舒服的情绪，不做任何事情来回避或减少情绪。当习惯化尚未（或不完全）发生时，这一点尤其重要。你的孩子会对自己克服困难情绪的能力更有信心，这样，这些情绪对孩子的影响就会随着时间的推移而减少。

支持你的孩子做暴露练习

想一下，最近一次遇到过什么情境让你产生了强烈的情绪，比如焦虑、恐惧、伤心、愤怒或内疚。也许是你特别想要的一份工作的面试，你必须在工作中完成的一个重要报告，或者是你与伴侣或你爱的其他人的一次艰难对话。最有可能的情况是，在不采取任何情绪性行为时，你很难接近或进入这种情境。你可能想过完全回避，却不得不说服自己去接近这种情境，或者在进入情境中时竭力克制自己的情绪性行为。而当情境结束时，你可能会感到很轻松。思考你自己管理强烈情绪的经历，有助于在孩子进行情境性情绪暴露时培养对孩子的共情，因为你的孩子在暴露中需要一次又一次地接近引发不舒服情绪的情境。

作为父母，你对于支持孩子的暴露和帮助孩子取得成功扮演着重要的角色。你已经在这方面努力过了，因为你开始与孩子一起建立情绪性行为表。你将在本次会谈中与团体带领者继续完成这张表单，并在下一次会谈中再与你的孩子一起继续完成它。你的孩子将在第 10—14 次的儿童会谈期间进行暴露练习，而且在家里也要练习暴露，这是至关重要的。回想一下前面的图中所示的情绪曲线，你就会发现，有时为了降低情绪的强度，你必须反复地练习暴露。图 16.5 列出了一些有用的建议和策略，可以最大程度地保证你的孩子在家成功地完成暴露练习。在之后的治疗过程中，你可以时常参考这张图。

情绪性养育行为：过度示范强烈的情绪和回避行为

人类学习的主要方式之一是**模仿**，即通过观察别人展示或示范某种行为来学习这种行为。想一想你通过观察学到的各种不同类型的行为。从学习一种舞蹈或一项运动，到学习如何在工作中履行职责，再到学习怎样在会议中

1. **帮助孩子选择暴露等级**。暴露不能太难，也不能太简单。在一共 8 分的情绪温度计上，选择 3 分或 4 分的等级是一个很好的开始。

2. **帮助孩子计划在什么时候完成暴露**。顾名思义，暴露会带来暂时的强烈的负性情绪。因此，大多数孩子没办法自己计划暴露，特别是在一开始。在确定完成暴露的时间和地点上，孩子需要你的帮助。

3. **帮助孩子确定在暴露中要做的事**。要尽量具体和细致。

4. **确保你们获得了暴露所需的所有素材**。有些暴露需要你和孩子使用特殊材料，去一个特定的地点，或者与某些人交流。这些都要提前准备好。

5. **在暴露前，帮助孩子明确自己的情绪水平和所担忧的结果**。鼓励孩子在暴露前使用技术（如侦探思维）。注意，不要花太长时间讨论或沟通暴露中潜在的威胁，也不要对接下来的暴露提供过多的安慰。

6. **如果孩子难以开始暴露，或者难以坚持下来，要表达共情和鼓励。**

7. **如果暴露对孩子来说明显过难了，要和孩子一起找到方法，以稍微降低难度**。记住，目标是让孩子在暴露之后体验到成功。因为有时很难预测要暴露的情境会有多困难，所以你也许需要调节暴露的难度，以让孩子获得成功。即使是小步的前进也可以被看作成功。

8. **鼓励孩子将他们以为会发生的情况和实际发生的情况进行比较（在暴露结束后）**。暴露起效的一个原因是它们挑战了我们对暴露的结果的信念。要强调孩子的预期和现实之间的差异。

9. **在孩子完成暴露后，要进行强化**。可以使用表扬和 / 或奖励。

图 16.5

支持儿童在家进行暴露练习

表现出得体的举止，模仿每天都在影响我们的行为。很多模仿是在无意识中发生的，特别是在学习规范和期望的行为时。

　　儿童通常要比成人学习更多的信息，学习的速度也更快，而这种学习大部分是通过模仿完成的。父母往往是对孩子最有影响力的示范，包括情绪方面的示范。儿童会观察生活中的重要他人（尤其是父母）如何表达和管理他们的情绪，并借此来学习表达和管理自己的情绪。因此，当你的孩子开始在不采取情绪性行为的前提下接近痛苦的情境时，考虑一下你通常如何应对自己经历的情境和情绪是很重要的。要知道，如果你经常不恰当地表达强烈的情绪，或者在你的孩子面前表现出情绪性行为，你可能在无意中教会了孩子以类似的方式来回应情绪。每个人都会偶尔采取情绪性行为，你当然也被允许、期待和鼓励拥有自己的情绪体验。不过，我们还是希望你思考应该如何在孩子面前表达和管理情绪。你的孩子既然可能通过模仿学习无用的应对情绪的方法，同样也可以通过观察你和其他重要的成人学习更多有益的、健康的应对方式。

相反的养育行为：示范健康的情绪

当你为孩子示范情绪时，请记住，你最终想要传达的信息是——情绪是正常的、自然的、无害的。因此，如果你感到愤怒、焦虑或伤心，把它们说出来是没有问题的！你的孩子可能会注意到有什么事情让你心烦意乱，如果你否认或不承认，孩子会感到困惑。当你和孩子讨论你的感觉时，识别诱发因素（例如，"我感到伤心，因为工作中的一个朋友换了一份新工作，我再也不会在办公室里见到她了"）会有所帮助。这有助于教会你的孩子在诱发因素和自己的情绪之间建立联系。在你的孩子身边，试着将你自己的情绪视作重要的、可接受的，以此来传递一种对情绪的非评判和接纳的态度。最后，选择一种你认为有助于管理自己情绪的技术，并为你的孩子示范怎样使用这种技术。例如，在你的同事换了一份新工作的情境中，你可以示范侦探思维（例如，"换一个角度看这件事，我们以后在工作之余要多多见面"）；或者在这个情境中做出与伤心驱使你做的相反的事情（例如，"我觉得我们应该一起看一个有趣的节目，这样可以让我感觉好受些"）。

在本周的家庭练习中，你将练习在孩子身边以一种健康的方式示范情绪。工作表 16.2：学习示范健康的情绪给出了以健康的方式示范情绪的三个步骤。你的任务是找出一些你倾向于用无益的方式表达或处理情绪的情境，并使用工作表上的步骤来改变你在孩子面前表达情绪的方式。

建立孩子的情绪性行为表

从上次会谈开始，你就一直在思考哪些情境会给你的孩子带来强烈的情绪，并评估了这些情绪的强度，以此来为你的孩子创建情绪性行为表（父母版）。在这次会谈期间，你将继续与团体带领者一起完成这张表单，这样到下周你们就会有一份这张表单的完整初稿。在本次会谈结束时，你的孩子也会提供一些可以填入的内容。你可以与孩子一起工作，将你们的想法结合起来，形成一张最终的表单，以便在后续的会谈中使用。在你继续完成表单 16.2：情绪性行为表（父母版）时，这里有一些问题需要考虑：

- 表单上的项目是否反映了最初促使你和孩子接受治疗的问题和困难？
- 表单上的项目是否具体明确？
- 你是否列入了不同难度的项目（例如，一些低难度项目，一些中等难度项目和一些高难度项目）？

我们还提供了表单 16.2 的副本，供你在会谈期间继续完成孩子的表单时使用。

工作表 16.2：学习示范健康的情绪

　　儿童学习表达和管理情绪的一种方式是模仿，或者观察父母和其他成人如何表达和管理他们的情绪。这意味着作为父母，你可以通过改变自己对情绪的反应方式，教你的孩子以不同的方式表达和管理情绪。认真阅读以下步骤，以一种健康的方式示范情绪，并思考如何遵循这些步骤来应对自己的情绪诱发因素。

---

1. 给诱发因素和你正在体验的情绪命名。

　　为什么：帮助你的孩子学习识别情绪的诱发因素，并将情绪体验与情绪词语联系在一起。

　　示例："妈妈现在很焦虑，因为我们的治疗要迟到了。"

2. 口头表达出对情绪不加评判的立场。

　　为什么：帮助你的孩子客观地注意和描述情绪，而不做出过度反应。同时也让你的孩子明白有情绪是没有问题的！

　　示例："我现在焦虑是有道理的，因为我讨厌迟到。我有这样的感觉是没有问题的。"

3. 识别并使用适当的技术或应对策略来管理情绪。

　　为什么：帮助你的孩子学习如何以及在何时使用情绪侦探技术。

　　示例："我担心带领者会对我们生气。这听起来很像灾难达雷尔，所以我要使用侦探思维想出一个更现实的想法。"

　　既然你已经学习了示范健康的情绪步骤，就是时候将它们付诸实践了。在接下来的一周里，找出一些你倾向于用无益的方式表达情绪和 / 或采取情绪性行为的情境。在这一周，当你和孩子在一起的时候，练习以上步骤来示范健康的情绪表达和应对。

情境或诱发因素	我如何表达自己的情绪

我示范了健康情绪的情境有：	
我如何命名诱发因素 / 情绪：	
我如何采纳一个非评判的立场：	
我示范的情绪侦探技术：	

表单 16.2：情绪性行为表（父母版）

　　使用这张表单来识别和描述导致你的孩子产生强烈情绪的情境，以及在这些情境下，孩子采取的情绪性行为。使用下面的"情绪温度计"来评估你的孩子在每种情境下体验到的不适情绪的程度。当你创建这张表单时，重点考虑你期望在治疗过程中能够改变的、无用的行为，比如回避、逃离或其他不被期望的行为（如攻击）。你和你的孩子可以用最后一列（你有解决它吗？）来了解随着时间的推移，你的孩子在这些行为上取得了多少进步。

没有强烈的情绪	有一点强烈的情绪	中等强烈的情绪	强烈的情绪	非常、非常强烈的情绪
0　　1	2　　3	4　　5	6　　7	8

情境	情绪性行为	情绪有多强烈？ （0—8分）	你有解决它吗？ （有/没有）

第 10 次父母会谈的目标

- 学习将情境性情绪暴露应用于不同类型的问题领域
- 了解安全行为以及如何减少孩子的安全行为
- 确定如何使用相反的养育行为来支持孩子练习暴露
- 了解情绪梯子在暴露中的用途，开始与孩子一起创建一个情绪梯子

将暴露应用于不同的问题领域

在上次会谈中，你和你的孩子学习了情境性情绪暴露，这是一种新型的实验，让我们了解到如果不采取回避或其他无益的情绪性行为，逐步接近并停留在情绪性情境中会发生什么。回顾一下，研究人员和治疗师认为，至少有四个原因可以解释为什么暴露的效果这么好：

1. 你的孩子可以了解到，只要等待足够长的时间，强烈的情绪会逐渐平息；
2. 你的孩子可以了解到，每次接近这种情境时，强烈的情绪就会减弱一点；
3. 你的孩子可以了解到，自己对情境的信念是不现实或无用的，并发展出新的信念；
4. 你的孩子可以了解到，即使是非常强烈的情绪，自己也可以忍受。

你的孩子将有机会在本次会谈中检验这些关于暴露的观点，在这个过程中，孩子将与团体中的其他情绪侦探一起完成一次温和的团体暴露。我们先从团体暴露开始，以便你的孩子可以和其他情绪侦探互相鼓励，并且认识到体验强烈的情绪也没什么大不了的。然后，在下一次会谈之前，你要帮助孩子在家里完成一次情境性情绪暴露。

　　暴露最初被认为可用于帮助儿童和成人直面和克服恐惧或焦虑。然而，情境性情绪暴露几乎可以应用于任何种类的情绪，它可以帮助你的孩子学会耐受和更有效地应对各种情绪，不仅包括焦虑，还有伤心、沮丧、愤怒，甚至是内疚或羞愧。你的孩子可能会比其他孩子更容易陷入某一种情绪，在这种情况下，他的情绪性行为表中的大多数项目都可能是引发这种情绪的情境。相反，如果孩子受困于一系列强烈的情绪，那么在他的情绪性行为表里可能会包括引发几种不同情绪的情境。不管哪种强烈的情绪带给孩子的困难最大，情境性情绪暴露都可以提供帮助！

　　很多父母发现，看看孩子可能需要完成的不同的情境性情绪暴露示例会很有帮助，因为他们的孩子需要模仿这些示例是如何完成暴露练习的，以便学习如何忍耐和应对不同类型的情绪。表16.2列出了一些针对各种情绪和问题领域的可用的暴露示例。当你阅读这个表中的示例时，考虑一下在孩子的情绪性行为表中，还有哪些不同的情境是他可以采用暴露练习的。

安全行为以及如何应对

　　当面临困难的情境时，儿童和成人都会时不时地依靠某些物体、人或行为来帮助自己感觉更安全或减少痛苦。例如，也许你还记得小时候，你带着自己最喜欢的毯子或毛绒玩具去学校或商店，只是为了让自己感觉更舒服。作为一个成人，除非事先知道某些同事会出席，否则你可能会避免参加工作聚会，或者你会在某些社交场合埋头看手机，这让你看起来很忙，也就感觉不那么尴尬了。所有这些表现都是一些常见的**安全行为**，很多人都会采取这些行为来让自己感到安全、减少痛苦或更舒适地忍受某些情境。安全行为可以是你的孩子在某个情境下为了感到安全而依赖的物体或人，也可以是用来从情境及其引发的强烈情绪中分散注意力的微妙行为。上面提及的例子和其

表 16.2　不同问题领域的暴露示例

情绪或问题领域	暴露
恐惧／焦虑	• 看令人恐惧的动物、物体或情境的图片或视频 • 观察令人恐惧的动物、物体或情境，但不与之接触 • 触摸令人恐惧的动物或物体，或进入令人恐惧的情境
担心	• 会谈时暴露在一个令人害怕的结果中（例如，在会谈中未通过一次有难度的练习测试） • 故意在家庭作业中犯一个小错，并且不去纠正它 • 不得不与父母／所爱之人分开，而且不知道其具体在哪里
恐慌	• 做一项会让身体感觉不舒服的活动 • 接近与恐慌或不舒服的身体感觉有关的物体，或者停留在这样的情境中
强迫思维和强迫行为	• 它们通常被称为**暴露和反应阻止**，即（1）暴露的意图是引发闯入性想法和想要执行强迫行为的冲动（暴露）和（2）练习抵抗执行强迫行为（反应阻止）。可以通过以下方式完成： 　——接触"脏"或"被污染"的东西而不洗手 　——"弄乱"房间里的个人物品而不立即整理 　——想一些不好的事情正在发生（例如，故意产生一个闯入性想法），而不使用仪式化行为来对抗
伤心	• 每天安排一项自我照顾的或有趣的活动，并坚持下去 • 在通常会感受到伤心的时间段里散步或从事某种爱好 • 情绪低落时观看有趣的视频或音乐剧
沮丧／愤怒	• 在游戏或活动中失败 • 不得不努力解决极具挑战性或无解的问题或难题 • 不得不完成一项"无聊"的任务
内疚／羞耻	• 和别人谈论一些会让你尴尬或羞耻的事情 • 向某人道歉（如果内疚是正当的）

他类似的例子在通常情况下不会造成问题，一般不会影响大多数人的日常功能。然而，一些有情绪障碍的儿童会依赖安全行为渡过困难的情境，此时，行为本身就变成了问题。

为什么安全行为会成为问题？一个原因是你的孩子可能认为自己只能通过采取安全行为来接近或容忍困难的情境，因为过去的经验已经教会他将一个特定的物体或人与安全感联系起来。例如，想象一下，你的孩子害怕其他孩子看她或害怕受伤，因而对上体操课感到非常紧张。结果她要求你整节课都陪在她身边。你同意留下来，你的孩子也顺利地完成了课程。然而，孩子可能已经认为，只有妈妈或爸爸在场时，体操课才是安全的，她之所以没有遇到不好的事或烦心的事，是因为你在场。换句话说，你的孩子把没有发生负面结果归因于安全行为（你）的存在。你觉得，如果你下次不能留下来陪她上课，会发生什么？孩子很有可能变得非常沮丧，因为她相信如果你离开，就可能发生不好的事情。放弃安全行为突然变得非常困难！

安全行为成为问题的另一个原因是，孩子对可能发生的事情心存恐惧或抱有某种信念，这种恐惧和信念与情境中的一部分相矛盾，但安全行为阻止了孩子充分关注或体验这部分情境。例如，你的孩子在遇到一个陌生人时，如果避免跟对方有眼神接触，可能就不会注意到这个人在微笑，而且看起来很友好。结果，孩子可能会继续认为别人不喜欢自己。或者，如果孩子在雷雨大风天气时总是躲在毯子下面，戴上耳机听音乐，来分散自己的注意力，他就无法得知风力实际上不足以吹倒房子，或者雷声虽然很大，但并不危险。

那么你应该如何应对你的孩子在暴露期间可能采取的安全行为呢？首先，你应该注意到这些安全行为，包括微妙的回避行为，比如分心或不完全专注于暴露。你的孩子可能没有意识到自己正在采取安全行为。如果你在暴露过程中温和地指出这一点，并建议孩子做一些不同的事情，他会很容易遵从，而只需经历极小的痛苦。然而，完全放弃一些安全行为可能会引起孩子很大的痛苦，导致孩子不做出安全行为就没有办法或不愿意进入这种情境。在这种情况下，一个有效的方法是先让孩子尝试带着安全行为暴露。一旦孩子完成了这一步，就在接下来的暴露中逐步去除安全行为。

使用相反的养育行为来支持暴露

在本次会谈结束时，你和你的孩子应该已经非常清楚先从哪些情境开始暴露，以及什么时候可能完成暴露。但是在暴露之前、之中和之后，你应该做些什么呢？幸运的是，现在你已经学会了四种不同的相反的养育行为，它们可以在你的孩子练习暴露时提供支持。查看表 16.3，了解这些行为如何在你的孩子练习暴露期间派上用场。

表 16.3　如何使用相反的养育行为来支持儿童的暴露

相反的养育行为	如何在暴露时使用
表达共情	• 在暴露前和暴露中表达共情（和鼓励），特别是在你的孩子正在努力接近或停留在暴露情境中时。 示例："我知道这有多难，因为你很怕狗，但你现在有情绪侦探技术来帮助你做到！"
一致地使用强化和规则	• 当你和你的孩子计划做一次暴露时，确保你能贯彻计划（哪怕只是计划里的一小部分！）。 • 在暴露后使用具体的赞美来表扬孩子。即使你的孩子完成的是一些比计划容易的事情，或者你的孩子还无法完成所有的暴露，仍然要找到一些可以赞美的部分。 示例："你微笑着对服务员说'你好'的样子让我印象深刻。" 示例："我知道你伤心的感觉，这让我们今天按计划出去散步变得很难，但谢谢你依然做出了尝试——我们可以明天再试一试。" • 计划在你的孩子完成暴露后可以获得的奖励，并在暴露完成后尽快提供奖励。
赋予健康的独立性	• 让你的孩子参与选择下一步要完成的暴露步骤以及在什么时候完成。 • 如果你的孩子在暴露上有困难，请表达共情和鼓励，然后**耐心等待**，给予孩子充足的机会。 • 尽可能让你的孩子自己完成暴露，而不是去帮忙。
示范健康的情绪	• 通过你的语言、表情和行为向孩子传递信息，即他正在接近的情境是安全的。 • 在你的孩子完成暴露前，你先自己或和孩子一起完成一次暴露，让孩子知道暴露是安全的，这样做可能会有所帮助。但是，一直这样做可能会导致寻求你的陪伴变成了一种安全行为。 • 如果你认为自己的情绪可能会影响孩子的暴露，可以和孩子的治疗师谈谈如何解决这个问题。

对于本周的家庭练习，你需要完成工作表 16.3：使用相反的养育行为支持儿童在家进行暴露。使用这张工作表记录孩子在接下来的一周里完成的暴露步骤，以及你在暴露期间如何使用每一种相反的养育行为来支持你的孩子。

用于逐级暴露的情绪梯子

当你开始与你的孩子以及孩子的治疗师一起计划暴露时，你可能会发现，在你和孩子合作完成的情绪性行为表（儿童版）中的某些项目实际上可能需要分解成多个暴露步骤。你可以使用表单 16.3：情绪梯子将情绪性行为表（儿童版）上的每一种情境分解成更小、更容易接近的步骤，然后逐步朝着更大的目标前进，即接近并坚持停留在每一种情境中，而不采取无益的情绪性行为。你可以在情绪梯子上的空白处写下你和孩子已经决定的在他完成每一步后将会获得的奖励。请记住，你不需要填写情绪梯子上的每一级；但要使用尽可能多的步骤来帮助你的孩子接近更大的目标或情境。在团体带领者的帮助下，你可以使用这个情绪梯子开始分解情绪性行为表（儿童版）中的情境，为下一次可能在社区里的某个场所进行暴露做准备。此外，当你在本次儿童会谈结束后再次与你的孩子见面时，你将与孩子以及孩子的治疗师一起合作，构思孩子在本周情绪梯子中的家庭练习［见本书儿童篇里的表单 10.1：我的情绪梯子（家庭练习版）］。

许多父母发现，查看情绪性行为表和情绪梯子中的示例很有帮助，因为它们有助于理解如何将这些表单结合起来使用以促进暴露。我们在此提供了一份情绪性行为表示例（见图 16.6），供你参考。此外还有一份情绪梯子示例（见图 16.7），它将图 16.6 中等级最低的一项分解成了更小、更容易执行的步骤。

使用这张表单来识别和描述导致你的孩子产生强烈情绪的情境，以及在这些情境下孩子采取的情绪性行为。使用下面的"情绪温度计"来评估你的孩子在每种情境下体验到的不适情绪的程度。当你创建这张表单时，重点考虑你期望在治疗过程中能够改变的、无用的行为，比如回避、逃离或其他不被期望的行为（如攻击）。你和你的孩子可以用最后一列（你有解决它吗？）来了解随着时间的推移，你的孩子在这些行为上取得了多少进步。

| 没有强烈的情绪 | 有一点强烈的情绪 | 中等强烈的情绪 | 强烈的情绪 | 非常、非常强烈的情绪 |

0　1　2　3　4　5　6　7　8

情境	情绪性行为	情绪有多强烈？（0—8分）	你有解决它吗？（有/没有）
在西班牙语课上大声朗读	不去上课；或读得很快	7	
在人群中独自一人	避开有很多人的地方	6	
邀请朋友来家里玩	避免谈论这件事；让妈妈帮我做	6	
在体育课上打排球	不去上体育课；假装受伤了	5	
对数学作业感到挫败	拖延；忽视它；不完成它	4	
待在狗的旁边	远离有狗的地方	4	
遇到不公平的事	大喊大叫；乱扔东西	3	
担心在商场里迷路	紧挨着妈妈；一直牵着妈妈的手；避免去商场	3	
不得不在商店或餐厅和陌生人说话	让父母替我说	3	
问老师一个关于某件事的问题	避开老师；假装我知道该怎么做	2	

图 16.6

情绪性行为表示例

目标： 在全班同学面前向老师提一个问题。

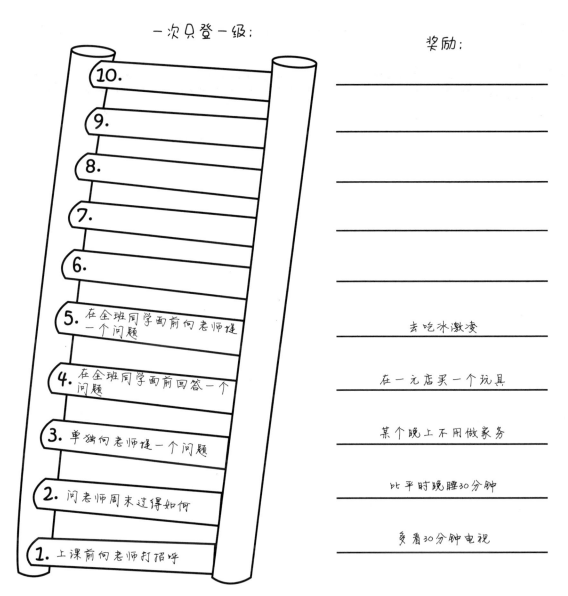

一次只登一级：

10.

9.

8.

7.

6.

5. 在全班同学面前向老师提一个问题

4. 在全班同学面前回答一个问题

3. 单独向老师提一个问题

2. 问老师周末过得如何

1. 上课前向老师打招呼

奖励：

去吃冰激凌

在一元店买一个玩具

某个晚上不用做家务

比平时晚睡30分钟

多看30分钟电视

图 16.7

情绪梯子示例

表单 16.3：情绪梯子

目标：_____
_____
_____

一次只登一级：

奖励：

10.
9.
8.
7.
6.
5.
4.
3.
2.
1.

_____
_____
_____
_____
_____
_____
_____
_____
_____

工作表 16.3：使用相反的养育行为支持儿童在家进行暴露

在治疗过程中，你了解了四种不同的养育行为，研究表明，这些行为在管理孩子的强烈情绪和情绪性行为方面没有多大帮助。我们把这类行为叫作**情绪性养育行为**，因为许多父母在自己感到强烈的情绪时会使用它们。你也学到了四种**相反的养育行为**，这类行为通常更有助于管理孩子的情绪和行为。本周，你的工作是至少使用其中一种相反的养育行为，来支持你的孩子在家里完成计划中的暴露。在下面的空格中填写孩子完成的暴露，以及你如何使用一个或多个相反的养育行为来帮助孩子取得了成功。

我的孩子完成的暴露是：	
我如何表达共情：	
我如何一致地使用强化和规则：	
我如何赋予孩子独立性：	
我如何示范健康的情绪表达和有效的应对方式：	

第 11—14 次父母会谈的目标

■ 了解当你的孩子开始暴露时会发生什么
■ 学习如何应对暴露过程中常见的挑战

当你的孩子开始暴露时，可以期待什么

在接下来的 4 次会谈中，你的孩子将完成各种各样的实验——我们称之为情境性情绪暴露——看看如果接近并坚持待在情境［这些情境源自情绪性行为表（儿童版）］中，而不采取无益的情绪性行为，会发生什么。我们认为，你会发现这几次会谈在某种程度上是整个治疗中对你和你的孩子最有帮助、最令人兴奋、最鼓舞人心的会谈。你的孩子将会接触很长时间没有（甚至可能从来没有！）接触过的情境，借助情绪侦探技术，用新的方式应对情绪和情境，并练习在困难的情境中做出更有益的新行为。许多父母会看到，自己的孩子在这几次会谈中做到了他们认为他不可能做到的事情。孩子自己也开始获得难以置信的成就感和自我效能感，因为他们学会了更有效地应对和管理困难的情境和情绪。

尽管如此，对一些孩子来说，当他们第一次开始暴露时，他们的痛苦、焦虑或挫败感会短暂地增加，这也是很常见的。这样的反应其实很有意义！因为你和孩子的治疗师正在要求孩子接近并忍耐他们已经回避了很长时间的不舒服的情绪，同时改变他们在引发痛苦的情境下采取的行为方式。虽然孩子可能会因想要缓解焦虑、伤心或愤怒而跃跃欲试，但在一些暴露情境中仍会感到没有动力。而且当你的孩子感到痛苦时，他可能很难记得为什么坚持暴露非常重要。你也应该铭记于心，暴露对你的孩子来说是全新的尝试！我们要求你的孩子去做一些非常可怕或困难的事情，并承诺从长远来看这会变

得容易一些，但你的孩子尚未体验过这些变化。一旦你的孩子开始意识到从长远来看，暴露最终确实能帮助自己减轻痛苦的感觉，并提高其应对困难情境的能力，他完成暴露的意愿和内在动机可能就会增强。

在此之前，你能做些什么来支持你的孩子呢？也许你能做的最重要的事情就是坚持按照你和治疗师制订的计划要求孩子完成暴露，即使他一开始可能会体验到更多的痛苦。提醒你自己，你的孩子正在学习以新的方式接近情绪性情境并在其中采取行动，不舒服的感觉在几周内可能会略微增加，直到这些行为变成了孩子的常规做法。你也应该继续练习使用相反的养育行为来支持孩子的暴露。

- 当你对孩子感到沮丧或挑剔时，用相反的养育行为来**表达共情**，表明你理解孩子强烈的情绪和回避暴露练习的渴望。
- 当你因为累了或者你的孩子表现出因难以承受而想要放弃一次暴露时，考虑一下该如何在仍然共情孩子情绪的同时，继续在孩子面前保持**一致性**。
- 当你的孩子在艰难地进行暴露，而你也在心疼地看着痛苦中的孩子时，考虑一下你应该怎样帮助孩子**独立地**接近或完成暴露。换句话说，在更困难的暴露中，你可能需要提醒自己，你的孩子是安全的，他表现得很痛苦，但并不一定意味着他处于危险中或需要你的干预。
- 当你有一种冲动，想要回避或忽视那些会给你带来强烈情绪的情境时，注意这种冲动，并考虑如何在你的孩子面前**示范健康的情绪**。

最后，确保对孩子完成暴露给予前后一致的奖励，可以使用在我的情绪梯子（见表单 11.1—11.4）里列出的奖励。记住，你的孩子可能缺乏接近和完成暴露的内在动机，因此，在这个阶段提供持续的奖励特别重要！

在这几次会谈中，你的家庭练习是使用表单 16.4：情境性情绪暴露追踪表来记录孩子在家里完成的每一次暴露的细节和对暴露的反应，以及你在暴露过程中的养育行为。每次会谈都要带着这张表单，这样你就可以和孩子的治疗师一起回顾这张表单了。如果你在这些家庭暴露过程中遇到了任何挑战，填写此表单就更重要了。

管理暴露中常见的挑战

到目前为止，你和你的孩子都已经为暴露制订了相当细致的计划。你现在已经思考了很多对孩子来说具有挑战性的情境类型、孩子在这些情境中采取的情绪性行为以及如何精心设计暴露来练习在这样情境下采取不同的行为。你和你的孩子还一起考虑了这些不同的暴露练习的相对难度，以及如何使用本自助手册儿童篇中的情绪梯子来练习情境性情绪暴露（表单 11.1—11.4），它们将暴露分解为更小的、可实现的、具体的步骤。所有这些准备工作应该可以让你和孩子获得一次成功的暴露体验。然而，在暴露过程中仍然会出现挑战，因此提前预测并做好准备是很重要的，这样当它们发生时，你才不会措手不及。以下是在暴露过程中可能遇到的常见挑战，以及管理这些挑战的一些有效的策略和建议。

■ **如果暴露对我的孩子来说太容易，该怎么办？**

遇到这个问题通常是一件好事！这可能是因为孩子有时很难准确地预测他们在特定情境下会感受到的情绪强度，或者因为孩子在前期暴露中学到的东西已经迁移到其他类型的情境中（称为**泛化**）。你可以通过以下方式处理这种情况：调整当前暴露的难度（例如，如果任务是对一个陌生人说"你好"，就鼓励你的孩子在打招呼之后再问一个问题），或者在情绪梯子的接下来几级中进展得快一些。暴露比预期以为的更容易也可能提供了一个信号，表明此时需要重新评估甚至删掉孩子的**情绪性行为表**上的一些项目了。如果你需要与孩子及其治疗师一起创建一份更新后的情绪性行为表（表单16.5），本章末尾还有一份该表单的副本供你使用。最后一种可能性是，孩子在暴露期间采取了安全行为，结果回避了在这种情境下应该体验到的情绪或从中分心了。考虑你的孩子是否可能依赖物体、人、分散注意力或其他微妙的回避行为来渡过这个情境，然后制订计划逐步减少或去除孩子的这些安全行为。

■ 如果暴露对我的孩子来说太难，该怎么办？

大多数父母都会在某个时候遇到这个问题，它会给父母带来强烈的焦虑和无助感。关于暴露要记住的最重要的一件事就是，只要有可能，你就不应该让孩子完全逃离或回避暴露，因为这实际上会使你的孩子在下次尝试暴露时更加痛苦，并且增加其做出情绪性行为的可能性。你首选的应对方式始终是尝试使用所有相反的养育行为来鼓励孩子完成暴露。换句话说，你要对孩子表达共情，提醒他承诺的奖励，并保持一致的期待。有时，如果你使用了这些养育行为并等待足够长的时间，你的孩子实际上就会完成暴露。但是，如果你的孩子一直处于极度的痛苦中，或者你开始担心已经没有多少时间可以等待孩子接近这种情境了，那么此时你可能需要考虑修改原来的暴露计划，以便提高孩子成功的概率。例如，如果计划的暴露是让孩子对陌生人说"你好"，那么你可以考虑让孩子对陌生人微笑或与陌生人进行眼神交流。如果计划的暴露是让孩子与你一起在附近散步，而他却拒绝起床，那么你可以考虑鼓励孩子起床，然后与你一起在后院坐一坐。请记住，即使你的孩子无法完成计划的全部内容，目标也是要让他完成一部分暴露。

■ 如果我的孩子在暴露期间没有报告焦虑、伤心或沮丧的减少，该怎么办？

尽管孩子强烈的情绪水平通常会在暴露过程中降低，但这种情况并不总是能发生。如果没有发生，父母和孩子可能都会感到气馁，或者可能会怀疑暴露是否有效。然而，重要的是记住，在单次暴露期间情绪就缓解只是暴露被认为起作用的几种情况之一。提醒你的孩子，即使非常困难，他也能够在不采取情绪性行为的情况下，渡过困难的情境或体验强烈的情绪！还要提醒你的孩子，预期发生的坏事实际上并没有发生，或者没有想象的那么糟糕。你可能还需要考虑在不同的场合多次重复相同的暴露练习，借此弄清楚你的孩子的情绪水平是否会随着反复练习而降低。

■ 如果在暴露过程中出现问题或发生不好的事情，该怎么办？

暴露并不总是完全按照计划进行的。意想不到的事情可能会发生，或者你的孩子担心的某一个结果确实成了现实。当你的孩子在完成有其他人参与的暴露时，尤其如此。此外，涉及天气、动物或其他不可预测的事件或情境的暴露也会这样。这个世界是不可预测的，而我们不可能总是在暴露过程中保护孩子，或者保护他们在外面时免遭一些事的影响，例如，小狗会舔他们，服务员在孩子小声发出请求时可能做鬼脸。但是，只要改变你对暴露期间可能发生的此类意外的看法，你就可以将这些意外转化为机会。最后，暴露实际上可以帮助你的孩子学会容忍世界本来就有的不确定性。显然，你不会在明知道结果不好的情况下还故意让孩子去接近这些情境，但对于暴露的结果，保持不确定是完全没问题的，我们有时甚至希望保持这种不确定。如果你的孩子担心的一个结果确实发生了，这是一个很好的机会，可以帮助孩子使用情绪侦探技术，看看结果是不是没有想象的那么糟糕，而且你的孩子还能够应对它！

尽管我们尝试解决了父母在暴露期间面临的一些常见挑战，但可能还有其他一些挑战没有解决。在情绪部分的会谈的剩余时间里，请继续与孩子的治疗师讨论还有哪些意想不到的挑战。

表单 16.4：情境性情绪暴露追踪表

在接下来的 4 次（甚至更多）的会谈中，使用这张表单来记录孩子完成的暴露。这张表单对于追踪孩子的进展以及你自己在暴露过程中的行为和反应特别有帮助。

暴露	孩子情绪的最高水平	孩子使用的安全行为或其他情绪性行为	你使用的情绪性养育行为	你使用的相反的养育行为

表单 16.4（续）

暴露	孩子情绪的最高水平	孩子使用的安全行为或其他情绪性行为	你使用的情绪性养育行为	你使用的相反的养育行为

表单 16.5：情绪性行为表（更新后的父母版）

　　在你的孩子完成了越来越多的情境性情绪暴露后，你可能会发现原来的表单似乎不再适用了。也许原本对你的孩子来说很困难的情境现在变得轻松了，或者也许你的孩子在第一阶段已经成功地应对了所有的情境，又或者你和孩子想要做的事情已经改变了！使用这张表单来识别和描述现在导致你的孩子产生强烈情绪的情境，以及你的孩子在这些情境下采取的情绪性行为。使用下面的"情绪温度计"来评估你的孩子在每种情境下体验到的不舒服情绪的强度。

没有强烈的情绪	有一点强烈的情绪	中等强烈的情绪	强烈的情绪	非常、非常强烈的情绪
0　　　1	2　　　3	4　　　5	6	7　　　8

情境	情绪性行为	情绪有多强烈？ （0—8分）	你有解决它吗？ （有／没有）

第 17 章 ▶ 保持放松快乐

（第 15 次父母会谈）

第 15 次父母会谈的目标

- 回顾情绪侦探技术和相反的养育行为
- 制订治疗结束后维持进展并继续进步的计划
- 学习如何识别和应对复发征兆

回顾情绪侦探技术

　　恭喜你到达治疗终点——这可是一个不小的成就！在过去的几周里，你的孩子一直在努力学习新的情绪侦探技术，用来注意、理解和改变自己对困难情境的情绪反应。作为孩子的父母，你也一直在努力观察和理解孩子的情绪以及你自己对这些情绪的反应，并在孩子经历强烈情绪时调整你所使用的养育策略。我们希望你和你的孩子已经能自然而然地使用这些技术了。表17.1 回顾了你和孩子在本次治疗的每个部分学到的主要技术。

　　尽管你的孩子可能已经相当成功，并且能够独立地使用其中的许多技术，但他们可能会使用某些技术多一点，而某些技术少一点，或者他们需要更多的帮助来练习某些技术，这样的情况并不少见。例如，你的孩子可能非常善

表 17.1   情绪侦探技术（"感想真轻松"）

	我的孩子学到的技术	我学到的技术
感受技术 （观察我的感受）	• 情绪的三个成分 • 相反的养育行为实验 • 身体扫描 • 感觉暴露	• 情绪性养育行为和相反的养育行为 • 使用正强化 • 表达共情
想法技术 （看看我的想法）	• 识别思维陷阱	• 不同类型的强化和惩罚 • 使用前后一致的规则和强化
侦探技术 （使用侦探思维和问题解决）	• 侦探思维 • 问题解决	• 赋予健康的独立性 • 塑造侦探思维和问题解决
情绪技术 （体验我的情绪）	• 觉察当下 • 非评判觉察 • 情境性情绪暴露	• 示范健康的情绪 • 使用相反的养育行为来支持暴露

于识别自己何时会掉入思维陷阱，但仍然难以独立地使用侦探思维的步骤让自己摆脱困境。或者你的孩子可能非常擅长使用身体扫描来识别身体线索，但很难识别导致焦虑或伤心的想法。孩子们各有不同，他们学习和掌握技术的速度也有很大差异。除了儿童之间的这些差异外，每个儿童在使用技术时可能也会前后不一致，或者可能在一种情绪性情境下成功地使用了技术，但在其他情境下很难使用。例如，你的孩子或许成功地使用了觉察当下技术来注意和体验焦虑的感觉而不采取行动，但很难使用同样的技术来应对愤怒的感受。

因此，重点是要记住，所有儿童都可以而且应该在治疗后继续加强对情绪侦探技术的掌握。你可以首先考虑哪些技术你的孩子已经使用得很好了。然后考虑他们用哪些技术时还需要你的帮助，才能更一致地练习和更彻底地理解，从而帮助他继续掌握情绪侦探技术。利用工作表 17.1：检查孩子的情绪侦探技术，记录孩子当前使用每项技术的情况，并评估孩子使用每项技术的有效性。今后也可以使用此工作表来帮助孩子更充分地发展评分较低的技术。

你的孩子使用不同类型的情绪侦探技术的能力可能有强有弱。同样，你一致地应用各种相反的养育行为的能力也可能有强有弱。例如，表达共情对你来说可能很自然，但要一致地实行规则和强化可能需要更多的努力！使用工作表 17.2：检查你的相反的养育行为，确定你在哪些情境中练习了四种相反的养育行为，以及你认为可以在哪些情境中尝试以有益的方式使用这些相反的养育行为。

制订继续取得进展的计划

正如许多儿童在治疗后需要继续练习技术一样，大多数儿童仍然要时不时地与强烈的情绪做斗争，或者仍然会采取一些无益的情绪性行为。我们希望你注意到，你的孩子已经发生了一些显著且鼓舞人心的变化，在对自己情绪的觉察和反应，以及接近并停留在情绪性情境中的意愿等方面，都有了相当大的进步。尽管发生了这些变化，但要做的工作还很多。幸运的是，你和你的孩子现在都具备了侦探团队所需的技术，可以应对仍受到强烈情绪和行为阻碍的问题情境或领域！遇到这种情况时，你和孩子必须首先识别这些问题情境或领域。

使用工作表 17.3：在治疗结束后支持你的情绪侦探，与你的团体带领者一起确定三个仍需应对的问题领域，并围绕每个问题领域制订三个目标。例如，也许你的孩子在学校与同伴一起参加体育运动时，可以成功地使用觉察当下技术来留意愤怒情绪（而不采取行动），但很难在与兄弟姐妹相处时始终如一地做到这一点。孩子需要达到的目标可能就是在与兄弟姐妹玩耍时，练习只注意自己的愤怒而不采取行动。你可以参考每周首要问题追踪表上对首要问题的评分，你的团体带领者将在本次会谈中和你一起回顾此表单和／或你的情绪性行为表的最新版本，或者使用其他工作表等工具来确定上述目标。

接下来，选择一个在治疗结束后首先要努力的目标。使用工作表 17.3 的下半部分来为你的孩子做规划，包括为了实现这个目标可以采取的五个步骤、每一个步骤可以使用的技术，以及你可以用来支持孩子完成每个步骤的相反的养育行为。

暂时退步与复发：识别复发征兆

在治疗结束后，你可能会有深深的轻松感和成就感。你的孩子与强烈情绪斗争了那么久，作为父母在与孩子一起努力过之后，看到孩子能够上学、参加活动和社交，而不会再体验到强烈的愤怒、焦虑或伤心情绪，这会是很令人鼓舞的一件事。伴随着这些轻松和成就感，你可能还会对孩子独立应对困难情境的能力感到一些担忧或怀疑。在治疗期间你很放心，因为你知道专业人员每周都在进行监测并与你的孩子密切合作，而现在要靠你自己来管理孩子的症状了，这一转变是很具有挑战性的。你可能会问自己这样的问题："我的孩子真的准备好结束治疗了吗？""如果孩子看起来越来越糟糕，我该怎么办？""我怎么知道在什么时候需要再次接受治疗？"

你可能会发现，在治疗结束后，你仍然要保持高度警惕，仔细观察孩子的情绪体验是否有任何变得困难或出现问题的迹象。这种心态是自然的，而且不一定是坏事！你的孩子可能不会注意到自己的情绪是否变得更加强烈了，或者自己是否仍持续地回避着某些情境或情绪。因此，你应该注意孩子的情绪、行为或功能是否有任何显著的变化。话虽如此，但也不要对发生这样的变化意味着什么匆忙下结论。治疗后出现暂时性退步是正常且很常见的，一般并不意味着你的孩子必须再次接受治疗。

那么，你该如何分清你的孩子只是经历了短暂的退步，还是遇到了更严重的困难而需要再次接受治疗呢？要回答这个问题，区分**暂时退步**和**复发**的概念会很有帮助。暂时退步是指症状暂时或在短期内出现，一般不需要进一步治疗。暂时退步意味着你的孩子应该复习一下儿童统一方案的自助手册，重新练习情绪侦探技术，并与你或其他成人一起制订计划来直面和应对引发问题的情境。相比较而言，复发是一种更长期、更显著的症状重现，通常会给你的孩子带来明显的困难。复发意味着你应该联系孩子的治疗师，讨论是否需要再次接受治疗。

如果你对孩子正在经历的是暂时的退步还是复发存有疑问，表 17.2 可能会提供一些帮助。对于表中的每个类别，请考虑孩子的症状属于"暂时退步"还是"复发"类别。属于"复发"类别的症状越多，你就越应该考虑联系孩子的治疗师，讨论是否需要再次接受治疗。

表 17.2　暂时退步与复发

	暂时退步	复发
症状持续时间	症状加重的时间短暂（例如，几天到一周）	症状加重的时间延长（例如，数周或更长时间）
症状频率	偶尔会经历强烈的情绪或使用情绪性行为（例如，每周一次或两次）	经常经历强烈的情绪或使用情绪性行为（例如，每天或几乎每天）
情绪强度	情绪多为轻度至中度，偶尔有强烈情绪	情绪强度大多是中等至强烈的
回避或其他情绪性行为的频率	很少使用回避或其他非常有问题的情绪性行为（例如，每周一次或更少）	每周多次使用回避或其他非常有问题的情绪性行为
使用情绪性行为的类型	使用情绪性行为时，通常使用分散注意力或更微小的回避形式	使用情绪性行为时，通常试图回避或退缩，或者使用语言／身体攻击
从轻微退步中恢复的能力	有轻微的退步，但能够在下一次使用情绪侦探技术接近并坚持面对困难的情境	有所退步，导致下次难以接近并坚持面对类似的情境
症状引起的干扰和痛苦	症状会导致轻微到中等程度的痛苦，不会显著影响日常功能	症状令人非常痛苦和／或损害日常功能
技术的回忆和使用	能够回忆起治疗中的技术，并能在困难的情境出现时有效地使用技术，需要父母的提示很少	难以回忆起治疗技术，难以在不同的情境下使用技术，和／或每次都需要父母的大量指导

感谢你参与儿童统一方案的情绪侦探训练营！

在过去的 15 次会谈中，你和你的孩子努力学习了技术，在家里组成了一支强大且有能力的侦探团队。我们希望你和孩子不仅体会到了很多关于接近情绪和待在情绪中的好处，还玩得很开心！你和孩子可能仍有一些艰巨的工作要做，但也要庆祝你们已经完成的所有艰苦工作，以及孩子取得的惊人成就。感谢你参与本次治疗，欢迎加入情绪侦探大家庭！

工作表 17.1：检查孩子的情绪侦探技术

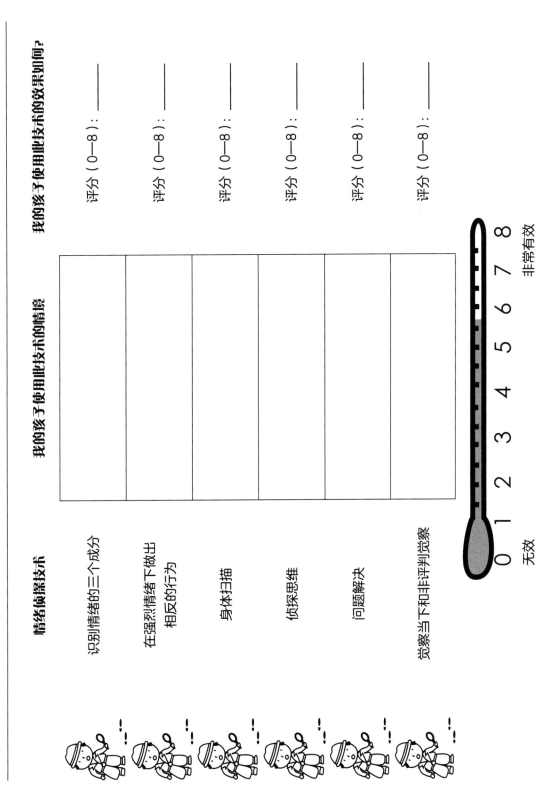

情绪侦探技术	我的孩子使用此技术的情境	我的孩子使用此技术的效果如何？
识别情绪的三个成分		评分（0—8）：____
在强烈情绪下做出相反的行为		评分（0—8）：____
身体扫描		评分（0—8）：____
侦探思维		评分（0—8）：____
问题解决		评分（0—8）：____
觉察当下和非评判觉察		评分（0—8）：____

0 1 2 3 4 5 6 7 8
无效　　　　　　　　　　非常有效

工作表 17.2：检查你的相反的养育行为

情绪性养育行为	相反的养育行为	我正在使用此相反的养育行为的情境	我可以使用此相反的养育行为的情境
过度控制 / 过度保护	赋予健康的独立性		
批评	表达共情和正强化		
不一致的强化和规则	一致的强化和规则		
过度的情绪示范	示范健康的情绪		

工作表 17.3：在治疗结束后支持你的情绪侦探

我们希望你的情绪侦探现在更少受到强烈情绪的困扰，并且更少采取情绪性行为。尽管你的孩子肯定取得了很大的进步，但通常在治疗结束后，孩子仍有很多事情要做。此工作表将帮助你确定要做的事情是什么以及如何应对。确定你的孩子在治疗结束后需要努力实现的**三个最重要的目标**，并将这些目标写在下表的空白处。然后使用本页下半部分的表格，确定你的孩子可以采取哪些步骤来实现其中一个目标、完成每一步可以使用的技术以及你可以用来支持孩子的相反的养育行为。

目标 1	
目标 2	
目标 3	

我的孩子要实现其中一个目标可以采取的步骤	我的孩子完成每一步可以使用的技术	我可以使用的相反的养育行为，以及可以在每一步支持孩子的其他方式
1.		
2.		
3.		
4.		
5.		

作者介绍

吉尔·埃伦赖希-梅（Jill Ehrenreich-May）博士，美国迈阿密大学儿童与青少年情绪和焦虑治疗项目负责人、心理学系儿童部门副教授。除了开发与评估青少年焦虑和抑郁障碍的循证疗法外，她还致力于临床培训以及在对儿童有影响的环境中传播和实施"有效的疗法"。她当前的研究得到了美国国家精神卫生研究所和儿童信托基金的资助。

萨拉·M.肯尼迪（Sarah M. Kennedy）博士，美国科罗拉多儿童医院的博士后，在医院提供临床服务，她主要对青少年情绪障碍的评估和治疗的跨诊断方法进行研究。她在儿童和青少年情绪障碍的病因学和治疗方面发表了许多图书章节和文章。

杰米·A.舍曼（Jamie A. Sherman）理学硕士，美国迈阿密大学儿童临床心理学项目的博士候选人，她对有焦虑和心境问题的青少年提供"有效的疗法"感兴趣。她的研究集中在对儿童心境和焦虑障碍的循证疗法的开发和评估上。

埃米莉·L.比莱克（Emily L. Bilek）博士，美国密歇根大学精神病学系的临床助理教授。她的研究兴趣包括认知行为疗法的治疗机制和治疗强化，以及治疗部署和推广。

戴维·H.巴洛（David H. Barlow）博士，美国职业心理学委员会委员，美国波士顿大学精神医学和心理学荣誉退休教授，也是焦虑及相关障碍治疗中心的创始人和主任，目前已退休。他曾多次获奖，发表过600余篇文章和图书章节，出版了80余本书。他的研究已经连续45年得到美国国家卫生研究所的资助。他是牛津大学出版社"有效的疗法"系列治疗师指南和来访者自助手册的主编。